Deb Dana

Das Vagus-Nerv Workbook

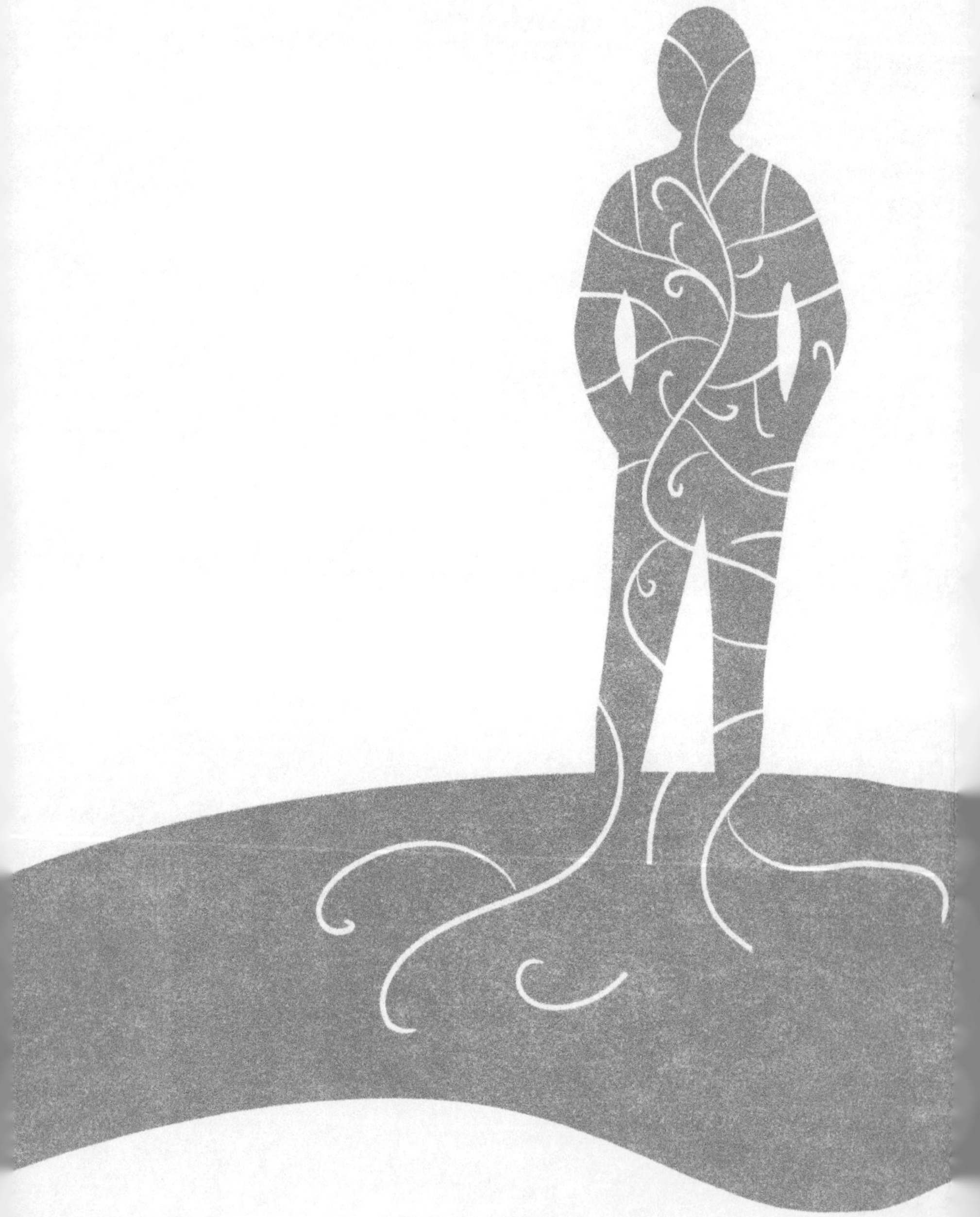

Deb Dana

Das Vagus-Nerv Workbook

Schritt für Schritt Ängste lindern
und Sicherheit finden

Aus dem Amerikanischen
von Ursula Bischoff

KÖSEL

MIX
Papier | Fördert gute Waldnutzung
FSC® C014496

Penguin Random House Verlagsgruppe FSC® N001967

Die Originalausgabe erschien unter dem Titel *The Nervous System Workbook. Practical Exercises to Ease Anxiety, Find Safety, And Come Home to Yourself Using Polyvagal Theory* bei Sounds True, Boulder, CO.

Umschlag: buxdesign I München unter Verwendung
einer Illustration von Ruth Botzenhardt
Innenabbildungen: Sounds True: S. 48, 74/75, freepik.com: S. 60/61,
Shutterstock: S. 97 (Ramcreative), Adobe Stock: S. 173 (Fahrrad: Azat Valeev,
Bücher: Margaret, Blumentopf: fireflamenco)
Redaktion: Ralf Lay
Satz: Nadine Clemens, München
Druck und Bindung: GGP Media GmbH, Pößneck
Printed in Germany
ISBN 978-3-466-34841-1
www.koesel.de

Inhalt

TEIL 2 ZU SICHERHEIT UND VERBUNDENHEIT HEIMKEHREN 105

Einführung

IM ALLGEMEINEN GEHT man davon aus, das Gehirn sei der Drahtzieher hinter unseren Erfahrungen; doch das ist ein Trugschluss. In Wirklichkeit beginnt der Weg durch die klippenreichen Gewässer des Lebens – die Geschichte unserer Identität, unserer Weltsicht und unserer Gefühle – in unserem autonomen Nervensystem. Es prägt unsere Sicherheits- und Bindungserfahrungen und dient uns als innerer Kompass, an dem wir unser Leben, unsere Beziehungen und unser Arbeitsverhalten ausrichten. Doch oft wissen wir nicht, was es eigentlich bewirkt oder wie es funktioniert. Ohne grundlegende Kenntnisse über dieses existenziell wichtige Navigationssystem tappen wir im Dunkeln und verpassen viele Chancen, unseren Alltag sinnvoll und mit mehr Leichtigkeit zu gestalten.

Um das autonome Nervensystem besser kennenzulernen, ist es unerlässlich, sich mit der Polyvagal-Theorie vertraut zu machen. Entwickelt vom renommierten US-amerikanischen Psychiater und Neurowissenschaftler Dr. Stephen Porges, erklärt sie die wissenschaftlichen Grundlagen des menschlichen Bedürfnisses nach Sicherheit und Verbundenheit und bietet eine Landkarte des Nervensystems, die als Orientierungshilfe für unsere Erkundungsreise dient. Auf dieser Theorie baut das Arbeitsbuch auf.

Mit diesem Buch hoffe ich, die Kernkonzepte der Polyvagal-Theorie transparenter zu machen, damit Sie diese in Ihren Alltag integrieren, Ihr Nervensystem als Verbündeten gewinnen, den angestrebten Zustand der Regulation und Verbundenheit problemlos erreichen und sich darin ausreichend sicher verankern können, um das Leben in seiner ganzen Fülle zu genießen. Als Therapeutin und Autorin, die sich darauf spezialisiert hat, die Auswirkungen traumatischer Erfahrungen auf die Rolle des autonomen Nervensystems bei der Gestaltung des eigenen Lebenswegs aus der polyvagalen Perspektive zu betrachten, freue ich mich darauf, Sie auf Ihrer Entdeckungsreise zu begleiten.

Seit einem Jahrzehnt arbeite ich gemeinsam mit Dr. Porges als Mentor, Co-Autor, Kollege und Freund daran, die Polyvagal-Theorie in der klinischen Anwendung zu etablieren. Inzwischen habe ich meinen Wirkungskreis erweitert, um auch Gemeinschaften außerhalb des medizinischen Bereichs einzubeziehen, damit noch mehr Menschen von den vielen Vorteilen eines regulierten Nervensystems profitieren können, das unseren Weg durchs Leben erleichtert.

Das Nervensystem zeichnet sich vor allem dadurch aus, dass es der gemeinsame Nenner der menschlichen Erfahrung ist. Seine Funktionsweise stellt ein Bindeglied in einer Welt dar, die uns oft zersplittert erscheint. Wenn wir unser Umfeld und uns selbst aus der Perspektive des Nervensystems betrachten, erkennen wir, dass wir alle nach einem Zustand der Sicherheit und Verbundenheit streben.

Ein gut reguliertes Nervensystem ist von grundlegender Bedeutung, um mit einem Gefühl der Sicherheit und Leichtigkeit durchs Leben zu gehen. Damit wir dies erreichen, müssen wir unsere Fähigkeit verbessern, mit dem Nervensystem zusammenzuarbeiten, um es auf sanfte Weise umzugestalten.

Obwohl ich mich seit vielen Jahren mit der Erforschung des autonomen Nervensystems befasse und meine Erkenntnisse und Expertise teile, verliere ich bisweilen meine Verankerung im Zustand der Regulation und sehe mich Situationen gegenüber, in denen

Chaos herrscht. Denken Sie also bei den Erkundungsübungen daran, dass wir alle am gleichen Punkt beginnen – mit der Suche nach dem Weg zu Sicherheit und Verbundenheit, den uns das autonome Nervensystem weist. Das ist es, was uns Menschen verbindet und sich wie ein roter Faden durch unsere gemeinsame Erkundungsreise zieht.

Wir alle sehen uns im Laufe des Tages mit vielfältigen Herausforderungen konfrontiert. Einige lassen sich besser in den Griff bekommen als andere, doch unabhängig davon, an welcher Stelle des Kontinuums von leicht zu bewältigenden bis traumatischen Erfahrungen wir uns auch befinden, der Weg zurück in den Zustand der Regulation ist immer mit dem Verständnis unseres Nervensystems und seiner Aktivitäten verbunden. Wenn uns diese innere Funktionsweise unserer Biologie rätselhaft erscheint, haben wir das Gefühl, unbekannten, unerklärlichen und unvorhersehbaren Erfahrungen ausgeliefert zu sein. Das löst Angst und Stress aus, die viele von uns kennen. Die gute Nachricht ist: Wenn wir wissen, wie das autonome Nervensystem arbeitet, können wir *mit ihm kooperieren*. Es dient als Kompass, der uns hilft, unsere Reise wie auf einer Landkarte zu verfolgen und den Weg aus der Dysregulation zurück in einen Zustand der Sicherheit und Verbundenheit zu finden.

Wenn wir grundlegend verstehen, wie das Nervensystem arbeitet, können wir uns mit ihm verbünden und erkennen, was hinter unseren Denk- und Verhaltensmustern steckt. Und wir können uns leichter auf die gewöhnlichen und zuweilen außergewöhnlichen Erfahrungen des Alltags einlassen.

Das Buch macht Sie mit Ihrem autonomen Nervensystem vertraut und zeigt Ihnen, wie Sie mit ihm kooperieren, um das Gefühl der Sicherheit und Verbundenheit zu vertiefen und Ihr Leben zu bereichern. Sie werden dabei einige Schlüsselkonzepte der Polyvagal-Theorie erforschen, ohne sich im Labyrinth der wissenschaftlichen Terminologie zu verlieren. Ein Bündnis mit Ihrem autonomen Nervensystem zu schließen, ist ein schrittweiser Entdeckungs- und Lernprozess. Neugier und der Wille, unbekanntes Terrain zu erkunden, sind alles, was Sie dafür brauchen.

Wie das autonome Nervensystem funktioniert

Das autonome Nervensystem könnte man auch als »*automatisches* Nervensystem« bezeichnen, da es die grundlegende Organisation aller Vorgänge im Körper übernimmt (zum Beispiel Atmung, Herzschlag, Verdauung), ohne dass wir aktiv in die Steuerung dieses komplexen Prozesses eingreifen. Stellen Sie sich einmal vor, wir müssten unser Herz, unsere Lunge oder unser Verdauungssystem ständig daran erinnern, ihre Aufgaben zu erfüllen. Unsere gesamte Aufmerksamkeit wäre auf diese lebenswichtigen Funktionen gerichtet und es bliebe kein Raum, an etwas anderes zu denken. Wir haben also allen Grund, dankbar zu sein, dass dieses vorprogrammierte System, das ohne unser bewusstes Zutun die Steuerung übernimmt, alles am Laufen hält.

Vielleicht hat Ihr Nervensystem bisher hervorragende Arbeit geleistet und Sie fragen sich, warum es ratsam ist, mehr darüber zu erfahren. Wie bei vielen Dingen im Leben können wir uns eher auf ein System einlassen, wenn wir besser verstehen, wie es funktioniert und welche Vorteile es uns bringt. Wenn wir das Geheimnis lüften und uns mit unserem Nervensystem vertraut machen, entdecken wir die Kraft des autonomen Bewusstseins in unserem Alltag, die den Weg zu Freundlichkeit, Selbstmitgefühl, Leichtigkeit und Freude ebnen kann. Ein tieferes Verständnis des autonomen Nervensystems eröffnet uns neue, vielversprechende Möglichkeiten, zum Beispiel Verwirrung oder Frustration über seine Aktivitäten zu überwinden und seinen hochkomplexen Steuerungsprozessen mit Empathie und Anerkennung zu begegnen.

Das Hin-und-her-Pendeln zwischen den autonomen Selbstzuständen, das sich mehrmals am Tag in kleineren und größeren Ausschlägen vollzieht, ist genetisch vorprogrammiert. Denken Sie an Situationen, die Sie heute vielleicht schon erlebt haben: Momente der Leichtigkeit, der moderaten Anspannung, innerer Leere oder hoher Intensität, die ein Abgleiten in den Kampf-oder-Flucht-Modus oder einen innersystemischen Zusammenbruch ankündigten. Die weit verbreitete Erfahrung des nahezu permanenten Wechsels zwischen den Selbstzuständen ist an sich kein Hindernis für körperliches und seelisches Wohlbefinden. Erst wenn wir aus dem Zustand der Sicherheit und Verbundenheit in einen Überlebensmodus geraten und den Weg zurück in die Regulation nicht finden, leiden wir körperlich und seelisch. Es ist normal und vorhersehbar, dass wir den Zustand der Regulation nicht rund um die Uhr aufrechterhalten können. In diesem Arbeitsbuch lernen Sie, bewusst wahrzunehmen, an welcher Stelle der Reise Sie sich gerade befinden und wie Sie in die Sicherheit der Regulation zurückfinden. Diese Fähigkeit, sich zu orientieren und jeden Tag den Weg zurück zu sich selbst zu finden, kann in diesem Buch durch die entsprechenden Übungen aufgebaut und vertieft werden.

Wenn Sie beginnen, die Aktivitäten Ihres autonomen Nervensystems bewusst wahrzunehmen, können Sie neugierig verfolgen, worauf es reagiert und was es Ihnen mitzuteilen versucht. Wenn Sie lernen, ihm aufmerksam zuzuhören und mit ihm in seiner Sprache zu kommunizieren, können Sie besser auf das reagieren, was gerade geschieht, und die Wege erkennen, die zu Sicherheit und Verbundenheit führen. Dieser Prozess, in dem Sie Ihr Nervensystem besser kennenlernen, bietet Ihnen die Chance, einen »Verbündeten« zu gewinnen. Viele Menschen wissen nicht, welche wichtigen Informationen über die autonomen Leitungspfade zwischen Körper und Gehirn ausgetauscht werden. Statt das Nervensystem zu ignorieren, können wir mit ihm zusammenarbeiten und durch unsere aktive Unterstützung zu seinem Wohlbefinden beitragen.

Man könnte das Nervensystem als »inneres Überwachungsprogramm« bezeichnen, das ständig im Dienste unserer Sicherheit steht. Es nimmt Veränderungen in unserer Innenwelt sofort wahr und hat die sicherheitsrelevanten Faktoren der Außenwelt im Blick, reguliert Herz- und Atemfrequenz und passt das Energieniveau den aktuellen Erfordernissen an. Neben der Steuerung unserer körperlichen Bedürfnisse liegt hier der Ausgangspunkt für die Geschichten, die wir über uns und die Welt erzählen. Im Gegensatz zu vielen hochbrisanten Ereignissen werden die Vorgänge im Nervensystem nicht unter Verschluss gehalten. Die Informationen über sie werden vom Körper über die autonomen Leitungspfade an unser Gehirn, die Schaltzentrale, weitergeleitet. Dort angekommen, fügt das Gehirn sie zu einer Geschichte zusammen, die Sinn in Sinneswahrnehmungen und Lernaktivitäten bringt. Und das Gehirn ist bekanntlich in der Lage, unglaubliche und nahezu unglaubwürdige Geschichten zu erfinden!

Die gute Nachricht lautet, dass dieses System angepasst und eingestellt werden kann. Wir haben es in der Hand, neue Denk- und Verhaltensmuster zu entwickeln, was Teil der Aufgabenstellung in diesem Buch ist. Die folgenden drei Grundprinzipien stellen eine Art Landkarte dar, die veranschaulicht, wie das Nervensystem arbeitet.

Organisationsprinzipien

1. **Autonome Hierarchie**: die drei Bausteine, die entwicklungsgeschichtlich nacheinander entstanden sind und über vorprogrammierte Leitungspfade gesteuert werden.
2. **Neurozeption**: das innere Überwachungsprogramm, das ständig nach Signalen Ausschau hält, die auf Sicherheit oder mögliche Bedrohungen hinweisen.
3. **Co-Regulation**: eine Möglichkeit, mit anderen in Kontakt zu treten, wenn wir uns sicher genug fühlen, und ein unverzichtbarer Bestandteil des Wohlbefindens.

AUTONOME HIERARCHIE

Im Laufe der Evolution kristallisierten sich nacheinander drei Bausteine des Nervensystems heraus: der dorsal-vagale Komplex vor etwa 500 Millionen Jahren, der sympathische Komplex vor annähernd 400 Millionen Jahren und der ventral-vagale Komplex vor rund 200 Millionen Jahren. Jedes neu entstandene Subsystem hat sich dem älteren angeschlossen, statt es zu ersetzen. Diese als »autonome Hierarchie« bezeichnete Ordnung ist der Schlüssel zum Verständnis, wie sich das Nervensystem im Regulationszustand verankert und auf die Herausforderungen im Alltag reagiert. Jeder dieser Bausteine ist mit spezifischen Funktionen ausgestattet, die über körpereigene Kommunikationskanäle miteinander in Verbindung stehen, unsere Biologie und unsere Psyche beeinflussen und prägen, wie wir die Welt sehen, empfinden und mit ihr in Kontakt treten.

Der ventral-vagal geprägte Komplex

Der ventral-vagale Baustein, der jüngste im Trio, ebnet den Weg zu Gesundheit, Wohlbefinden und einem Platz in der Welt, der sich kontrollierbar anfühlt. Er ermöglicht uns soziale Kontakte und Kommunikation, den Anschluss an eine Gruppe oder auch Glück und Zufriedenheit allein. Die üblichen Ärgernisse des Alltags wie zum Beispiel das Verschütten von Kaffee oder das Steckenbleiben im Stau auf dem Weg zur Arbeit erscheinen uns nicht mehr so überwältigend. Statt wütend und frustriert zu reagieren, sind wir in der Lage, uns dem Fluss des Lebens anzupassen. Um ein Gespür für dieses Subsystem zu entwickeln, stellen Sie sich einmal bildlich vor, wie Sie mit Freunden oder Freundinnen in ein angeregtes Gespräch vertieft sind, wie Sie einen Spaziergang in der Natur machen und sich geerdet fühlen oder, wenn Sie ein Haustier haben, wie Sie gemütlich auf dem Sofa sitzen, mit Ihrem Hund oder Ihrer Katze, die sich friedlich neben Ihnen zusammengerollt haben.

Der sympathisch geprägte Komplex

Auf der nächsten Stufe der autonomen Hierarchie gelangen wir zu den Aktivitäten, die vom Sympathikus gesteuert werden, wenn zum Beispiel viele Dinge gleichzeitig auf uns einprasseln oder uns das Leben als eine Abfolge endloser Herausforderungen erscheint. Dieser Zustand tritt meist im Zusammenhang mit Kampf-oder-Flucht-Entscheidungen auf. Wenn wir das Gefühl haben, dass die Liste der zu erledigenden Dinge nie kürzer wird, wir finanziell kaum über die Runden kommen oder der Partner beziehungsweise die Partnerin ständig mit etwas anderem beschäftigt ist, verlieren wir das Gefühl, sicher im Hier und Jetzt verankert zu sein, sind unfähig, das große Ganze zu erkennen, und reagieren mit Angriffs- oder Fluchtverhalten. Um ein Gefühl für die Mobilisierung dieses Subsystems zu entwickeln, kann man sich einen Haiangriff oder einen Fisch vorstellen, der pfeilschnell vor dem Hai flieht.

Der dorsal-vagal geprägte Komplex

Wenn wir über längere Zeit das Gefühl haben, in einem Teufelskreis endloser Herausforderungen gefangen zu sein, ohne einen Ausweg zu sehen, kommen wir zur letzten Stufe der autonomen Hierarchie, dem entwicklungsgeschichtlich ältesten Baustein des autonomen Nervensystems: dem dorsal-vagalen Komplex. Er geht einher mit einem innersystemischen Zusammenbruch, einem dissoziativen Shutdown und dem Zustand der Abkopplung. Herausforderungen wie der verschüttete Kaffee, die endlose To-do-Liste oder die brüchige Partnerbeziehung spielen keine Rolle mehr. Wir beginnen, uns zurückzuziehen und von unseren Gefühlen abzukoppeln. Rein äußerlich gehen wir noch unseren Aktivitäten nach, aber nach Schema F, ohne die Energie aufzubringen, uns wirklich zu engagieren. Wir verlieren die Hoffnung, dass sich jemals etwas ändern wird. Um ein Gefühl für dieses Subsystem zu entwickeln, stellen Sie sich eine Schildkröte vor, die sich behäbig, aber stetig durch die Welt bewegt. Wenn Gefahr droht, erstarrt sie, zieht den Kopf in den Panzer zurück und wartet ab, bis sie sich sicher genug fühlt, um dann schnell zu prüfen, ob sie sich wieder in die Welt hinauswagen kann.

Der Wechsel zwischen den Selbstzuständen

Der Wechsel zwischen den Selbstzuständen ist genetisch vorprogrammiert; wir sind an den nahtlosen Übergang von ventraler Regulation zu sympathischer oder dorsaler Dysregulation gewöhnt. Das Verlassen des Regulationsmodus ist an sich kein Problem. Es geht nicht darum, uns an den Zustand der Regulation zu klammern: Es gilt vielmehr zu erkennen, in welchem Zustand wir uns gerade befinden, wann wir aus dem Regulationsmodus in den Sog des Überlebensmodus geraten und wie wir wieder in den Regulationsmodus zurückkehren können. Die Fähigkeit, flexibel zwischen den Zuständen zu wechseln, ist ein Zeichen von Wohlbefinden und Resilienz. Stress empfinden wir erst dann, wenn wir den Zustand der Dysregulation als ausweglos empfinden und nicht mehr in der Lage sind, in den Regulationsmodus zurückzukehren. Wenn wir aus dem Zustand der ventralen Sicherheit und Verbundenheit in den Zustand der Dysregulation geraten, reagieren wir nicht mehr flexibel, sondern erstarren und bekommen die Auswirkungen eines Nervensystems zu spüren, das dem Druck der sympathisch gesteuerten Mobilisierung oder des dorsalen Shutdowns ausgesetzt ist.

Wenn wir in der regulierenden Energie des ventral-vagalen Zustands verankert sind, befindet sich das autonome Nervensystem in einem gesunden Gleichgewicht. Als Folge dieser Homöostase stellt sich ein Gefühl des Wohlbefindens ein. In Situationen, in denen wir uns einer Herausforderung gegenübersehen, sind wir in der Lage zu reflektieren (statt blind zu reagieren), konstruktiv mit anderen zusammenzuarbeiten und zu kommunizieren. Halten Sie einen Moment inne und denken Sie an eine Situation, der Sie sich gewachsen fühlten und in der Sie ein Problem allein oder gemeinsam mit anderen lösen konnten. Wenn es uns nicht gelingt, uns einer Herausforderung zu stellen oder sie zu bewältigen, wechseln wir unbewusst vom Regulationsmodus in den Zustand der sympathisch gesteuerten Mobilisierung, der durch die Energie der Kampf-oder-Flucht-Reaktion gekennzeichnet ist. Halten Sie einen Moment inne und denken Sie an eine Situation, in der Sie die intensive, aktivierende Energie und den Impuls gespürt haben, die Herausforderung anzunehmen und Ihren Standpunkt zu verteidigen oder sich der drohenden Konfrontation zu entziehen. Wenn unsere Problemlösungsstrategie scheitert und wir das Gefühl haben, in der Falle zu sitzen, befinden wir uns im Zustand des dorsal-vagalen Shutdowns.

Denken Sie an eine Situation, in der Sie aufgeben oder nachgeben wollten, ohne sich wirklich damit auseinanderzusetzen oder sich emotional auf sie einzulassen. Aufgrund der Struktur des autonomen Nervensystems und der hierarchischen Anordnung seiner Komponenten müssen wir, um aus dem Zustand des Zusammenbruchs in den Zustand der Regulation und Sicherheit zurückzukehren, den Weg durch die sympathisch gesteuerte Mobilisierung finden, ohne uns im Kampf-oder-Flucht-Modus zu verfangen.

Eine Situation, in der eine als sicher empfundene Mobilisierung vorherrscht, kann viele Formen annehmen. Sie kann mit einer kaum wahrnehmbaren Körperbewegung beginnen, mit einem freundlichen Blickwechsel oder mit einem Gedanken, der eine Möglichkeit der Problemlösung andeutet. Das Kernelement dieser Mobilisierungserfahrung ist die Rückkehr der Energie in einem Ausmaß, das nicht als Gefahrensignal interpretiert wird, sondern als Sicherheitssignal, das den Weg zur Regulation weist. Von diesem sicheren Ausgangspunkt aus können wir spüren, wie die Energie zurückkehrt und der Weg zur ventralen Regulation sichtbar wird.

Neurozeption: Das innere Überwachungsprogramm

Das zweite Schlüsselprinzip der Polyvagal-Theorie, das innere Überwachungsprogramm, wird mit dem Begriff »Neurozeption« beschrieben. Dieses Kofferwort wurde von Stephen Porges geprägt, um anschaulich zu machen, wie das *Nerven*system *(Neuro-)* Sicherheits- und Gefahrensignale *wahrnimmt([Per]-zeption).*

Empfinden wir eine Situation als sicher, wagen wir uns in die Welt hinaus und gehen soziale Verbindungen ein. Wenn wir eine Situation als potenzielle Gefahr wahrnehmen, neigen wir zu einem sympathisch gesteuerten Kampf-oder-Flucht-Verhalten, während die Wahrnehmung einer existenziellen Bedrohung zu einem dorsal-vagalen Kollaps und Shutdown führt.

Das neurozeptive Überwachungsprogramm ist auf drei Wahrnehmungsströme ausgerichtet: auf den inneren, den äußeren und den interaktiven Wahrnehmungsstrom. **Das innere Zuhören** konzentriert sich auf die Vorgänge im Körper – Herzfrequenz, Atemrhythmus und Muskelaktivität – und in den Organen, insbesondere auf die, die an den Verdauungsprozessen beteiligt sind. **Das äußere Zuhören** beginnt in der unmittelbaren Umgebung (am physischen Standort), dehnt seinen Radius auf die weiter gefasste Welt aus und schließt die Nachbarschaft, das eigene Land und die globale Gemeinschaft ein. Der dritte Wahrnehmungsstrom, **das interaktive Zuhören,** ist auf die Kommunikation mit anderen Nervensystemen ausgerichtet, sei es auf einer Eins-zu-eins-Basis oder im Kontakt mit einer Gruppe von Menschen. Diese drei Ströme des verkörperten Zuhörens liegen unterhalb der bewussten Wahrnehmungsebene und sind ständig aktiv, von einem Mikromoment zum nächsten. Das neurozeptive Überwachungsprogramm, das im Hintergrund abläuft, löst autonome Veränderungen unseres Selbstzustands aus, die uns entweder einladen, mit Menschen, Orten und Erfahrungen in Kontakt zu treten, oder uns von unserem Bedürfnis nach Verbundenheit entfernen und Schutzverhalten wie Kampf, Flucht oder Shutdown begünstigen.

Unsere persönlichen Geschichten, die etwas darüber aussagen, wie wir denken, fühlen und handeln, beginnen mit der Neurozeption. Wenn wir unsere Wahrnehmung bewusst auf das innere Überwachungsprogramm richten, rücken wir eine unterschwellige Erfahrung in den Fokus. Wir können diese Erfahrung nutzen, indem wir sie explizit wahrnehmen und unsere Aufmerksamkeit auf den Zustand richten, der sich dadurch manifestiert. Während der Reise auf dem Pfad des Bewusstseins verbinden wir uns mit unseren Gefühlen, Überzeugungen, Verhaltensweisen und schließlich mit unserer persönlichen Geschichte, die uns durch den Tag führt. Wenn wir lernen, unseren neurozeptiven Prozessen mit Achtsamkeit zu begegnen, können wir beginnen, unsere Geschichte neu zu erzählen.

Co-Regulation: Das vorprogrammierte Bedürfnis nach Verbundenheit

In unserer Entwicklungsgeschichte war die Zugehörigkeit zu einer Gruppe von entscheidender Bedeutung für die Erhaltung des Lebens. Je größer die Gruppe, desto stärker war sie. Daraus ergibt sich das dritte Schlüsselprinzip der Polyvagal-Theorie: Die Co-Regulation, die Kontrolle affektiver Zustände mithilfe anderer, ist eine unverzichtbare Erfahrung, die Wachstum und Überleben ermöglicht. Wenn wir das Licht der Welt erblicken und einige Zeit danach können wir noch nicht für uns selbst sorgen und sind auf die Fürsorge anderer angewiesen. In dieser Zeit, in der wir körperlich nicht in der Lage sind, uns selbst zu organisieren, unsere Impulse zu kontrollieren und unser Verhalten zu steuern, wenden wir uns Bezugspersonen zu, die sich um unsere physischen und emotionalen Bedürfnisse kümmern. Diese ersten Regulationserfahrungen bilden das Fundament, auf dem wir unsere Selbstregulationsfähigkeiten erproben.

Co-Regulation ist auch dann noch notwendig, wenn wir lernen, unsere Impulse, Emotionen und unser Verhalten selbst zu kontrollieren. Wir haben das Bedürfnis, uns in Gegenwart eines anderen Menschen sicher zu fühlen. Es ist ein zentrales Element des Wohlbefindens und eine Herausforderung, die ausgehandelt werden muss, da es auf beiden Seiten besteht. Deshalb müssen wir einen Weg finden, eine Verbindung herzustellen, die es uns ermöglicht, miteinander zu kommunizieren, die Signale des anderen zu verstehen und angemessen darauf zu reagieren. Wir wenden uns an Freunde, die uns zuhören, wenn wir jemanden brauchen, oder wir suchen Hilfe bei Familienmitgliedern. Wir verlassen uns auf bestimmte Bezugspersonen in unserem Leben, die über ein ausgeprägtes Selbstregulationssystem verfügen und uns aufbauen, wenn wir Unterstützung benötigen. Dieses Bedürfnis nach Co-Regulation ist in unserer DNA verankert und bleibt auch dann bestehen, wenn wir keine verlässliche Bezugsperson haben, die uns hilft, reguliert und flexibel auf innere und äußere Prozesse zu reagieren. Auch wenn die Welt immer mehr auf Selbstregulation und Unabhängigkeit ausgerichtet zu sein scheint, ist Co-Regulation das Fundament, das es uns ermöglicht, sicher durch die klippenreichen Gewässer des Alltags zu navigieren.

Wir haben ein lebenslanges Bedürfnis nach zwischenmenschlichen Beziehungen und suchen täglich nach Möglichkeiten der Co-Regulation.

Diese drei Schlüsselprinzipien der Polyvagal-Theorie – autonome Hierarchie, Neurozeption und Co-Regulation – ermöglichen es uns, die Rolle der Biologie bei der Prägung unserer Weltsicht zu erkennen und sie als Leitfaden auf dem Weg zu körperlichem und seelischem Wohlbefinden zu nutzen.

Wie Sie das Arbeitsbuch optimal nutzen

Was passiert, wenn uns jemand sagt, was und wie wir etwas tun sollen? Statt für den guten Rat dankbar zu sein, fühlen sich viele von uns unter Druck gesetzt. Und was passiert, wenn uns jemand fragt, wie wir etwas tun wollen, oder uns verschiedene Möglichkeiten zur Auswahl anbietet? Dann haben die meisten von uns den Eindruck, dass sich jemand für unsere Gefühle und Wünsche interessiert. Auf eine herzliche Einladung reagieren wir in der Regel mit Neugier, auf eine Aufforderung mit Ablehnung.

Ich möchte Sie einladen, dieses Arbeitsbuch mit Neugier und Offenheit zu nutzen. Wenn Sie das Gefühl haben, Sie müssten es von vorn bis hinten durcharbeiten und jeden Tag ein bestimmtes Pensum schaffen, ohne nach vorn zu schauen oder abzuschweifen, werden Sie wahrscheinlich irgendwann frustriert aufgeben. Selbst wenn Sie sich zwingen würden, alle Erkundungsübungen zu machen, wäre dies ein Kraftakt, der nicht unbedingt zu den gewünschten Ergebnissen führen würde. Auch wenn es das Ziel ist, alle Übungen zu absolvieren, verläuft der Weg zum Erfolg selten geradlinig. Lassen Sie sich jeden Tag von Ihrer Neugier leiten, die Sie wohin auch immer führt. Vertrauen Sie Ihrem autonomen Nervensystem, das Sie durch die Erkundungsübungen begleitet. Wenn Sie das Buch aufschlagen, fragen Sie sich, was Sie in diesem Moment als anregend empfinden, und wählen die entsprechende Übung aus. Es besteht kein Grund zur Eile. Nehmen Sie sich die Zeit, die Sie brauchen, um die Übungen in beliebiger Reihenfolge zu bearbeiten.

Das Arbeitsbuch besteht aus zwei Teilen: »Das autonome Nervensystem als Verbündeten gewinnen« und »Zu Sicherheit und Verbundenheit heimkehren«. Teil 1 bietet verschiedene Möglichkeiten, sich mit der Funktionsweise des Nervensystems vertraut zu machen. Die Erkundungsübungen mit Sprache, Vorstellungsbildern und Bewegung zeigen zahlreiche Gelegenheiten auf, mit ihm in Kontakt zu treten. Sie erfahren, wie es funktioniert und wie Sie mit seiner Hilfe ein erfolgreiches Team bilden. Teil 2 baut auf diesen Grundlagen auf. Hier lernen Sie die Welt der autonomen Muster kennen und erforschen Regulationsmöglichkeiten, auf die Sie in herausfordernden Situationen zurückgreifen können, um Ihr autonomes Nervensystem neu auszurichten und auf den Weg zu bringen, der zu einem Zustand von Sicherheit und Verbundenheit führt. Obwohl die Erkundungsübungen im ersten und zweiten Teil aufeinanderfolgen, ist es nicht notwendig, die Reihenfolge innerhalb des jeweiligen Teils einzuhalten. Hören Sie auf Ihr Nervensystem und lassen Sie sich bei der Auswahl von ihm leiten.

Ich werde oft gefragt, welche Rolle die Neurodiversität bei der Arbeit mit dem autonomen Nervensystem spielt. Da es vorprogrammiert und somit der Ausgangspunkt aller Menschen ist, geht es in erster Linie darum, es besser zu verstehen, unabhängig davon, ob es im Spektrum der »neurologischen Vielfalt« als neurodivergent oder neurotypisch eingestuft wird. Dies gilt auch für Gesundheitsprobleme oder andere Störungen, die sich auf das Nervensystem auswirken. Jedes Nervensystem ist mit den drei Ordnungsprinzipien – autonome Hierarchie, Neurozeption und Co-Regulation – und einer individuellen Reise auf einem Kontinuum der Reaktionsmöglichkeiten verbunden. Kein Nervensystem gleicht genau dem anderen; und wenn Sie mit der Funktionsweise Ihres Nervensystems vertraut sind, wird es Sie auf einen Pfad führen, der Ihnen eine aktive Steuerung ermöglicht, unabhängig von den vorprogrammierten Strukturen.

Indem Sie das Nervensystem als Verbündeten gewinnen und sich in autonomer Sicherheit verankern, werden Sie das Leben aus einer neuen Perspektive betrachten und die wirkmächtigen Vorteile genießen, die mit der Entdeckung Ihrer persönlichen Leitungspfade zu innerer Gelassenheit und Verbundenheit einhergehen.

Wenn Sie bereit sind, die Seiten umzublättern und sich auf eine spannende Entdeckungsreise zu begeben, denken Sie bitte daran: Es gibt keinen richtigen oder falschen Weg ... sondern nur Ihren persönlichen, von Ihrem autonomen Nervensystem geleiteten Weg!

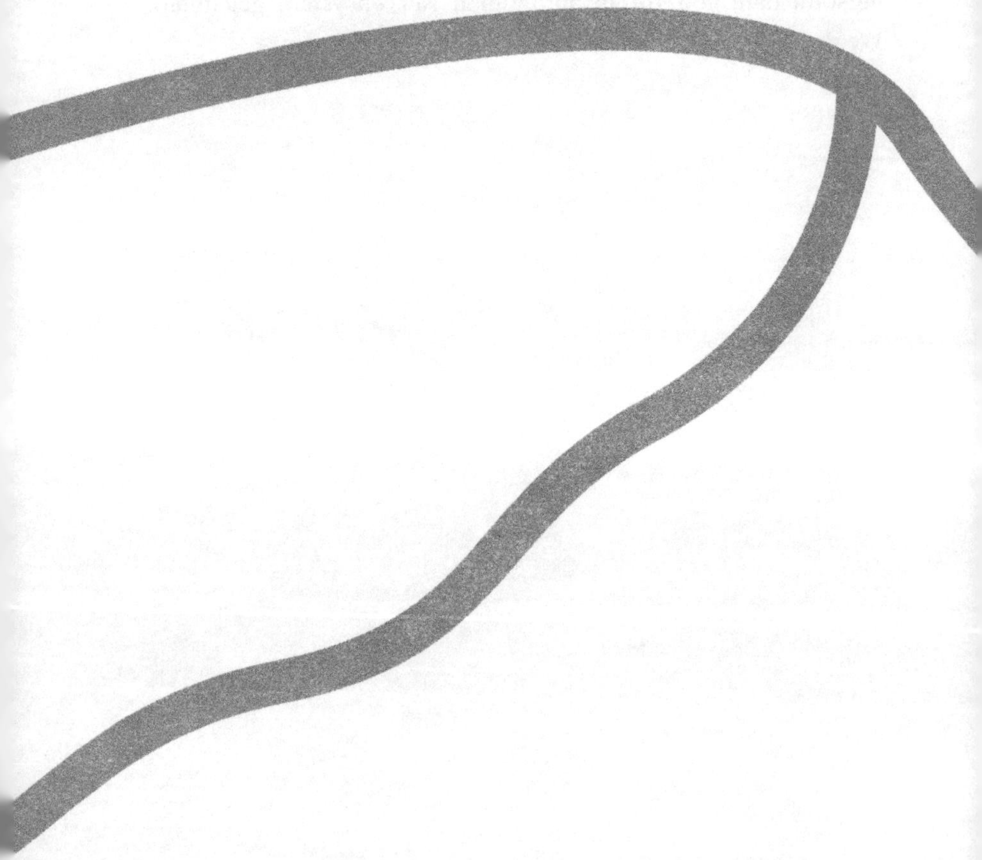

TEIL 1

Das Nervensystem als Verbündeten gewinnen

DENKEN SIE AN eine Ihnen nahestehende Person und erinnern Sie sich daran, wie diese Beziehung begann und sich entwickelte. Die Freundschaft ist vermutlich nicht gleich bei der ersten Begegnung entstanden. Freundschaften zu schließen oder Verbündete zu gewinnen, erfordert Zeit und Aufmerksamkeit. Bei jedem Treffen haben Sie einander ein wenig besser kennengelernt und nach und nach eine gemeinsame Vertrauensbasis aufgebaut. Sie haben mehr über die Gewohnheiten und Kommunikationspräferenzen der anderen Person erfahren, und wenn Sie die Beziehung als bereichernd empfinden, bleiben Sie in Kontakt.

Um Ihr autonomes Nervensystem besser kennenzulernen und es als Verbündeten zu gewinnen, ist ein ähnlicher Prozess erforderlich. Zunächst gilt es, ein wenig mehr über sein »Innenleben« herauszufinden. Das A und O dabei ist, offen und neugierig herauszufinden, wie es tickt *und* wie Sie konstruktiv mit ihm zusammenarbeiten können. Damit haben Sie einen Weg gefunden, ins Gespräch zu kommen und *gemeinsam* ein starkes Team aufzubauen.

Der Prozess, Freunde oder Verbündete zu gewinnen, ist eine Entdeckungsreise, die nie endet. Sind Sie bereit?

Mein System in Balance

Hatten Sie schon einmal das Gefühl, sich in einem »Flow«-Zustand zu befinden, in dem Sie ganz in Ihrer Tätigkeit aufgehen und alles um sich herum vergessen? Gab es einen Tag in Ihrem Leben, an dem Ihnen alles gelang und Sie mit sich selbst und der Welt im Reinen waren? Solche glücklichen Erlebnisse sind auf den prägenden Einfluss unseres autonomen Nervensystems zurückzuführen. Befindet es sich in einem regulierten Zustand, fühlen wir uns innerlich ausgeglichen, belastbar und gelassen, in Einklang mit uns selbst und allem, was ist.

Der ventrale Komplex, der durch den Zustand von Sicherheit und sozialer Verbundenheit gekennzeichnet ist, ermöglicht diese positiven Gefühle. Wenn er die Führung übernimmt, verlagert sich die Überlebensenergie der Kampf-oder-Flucht-Impulse und wird zu einer lebendigen, aktiven Kraftquelle, aus der wir den ganzen Tag schöpfen können. Der Shutdown ist als Überlebensstrategie nicht mehr notwendig, denn der dorsale Komplex bietet uns stattdessen Unterstützung: Er reguliert auf gesundheitsfördernde Weise den Verdauungsprozess und liefert die benötigten Nährstoffe. Wenn Sie Ihr Nervensystem besser kennenlernen, werden Sie diese wohltuenden und aufbauenden Momente wahrnehmen und zu nutzen wissen. Sie werden feststellen, dass es möglich ist, einen Zustand des Gleichgewichts zu erreichen.

Die folgende Erkundungsübung bietet Ihnen die Möglichkeit, sich das autonome Nervensystem im Zustand des Gleichgewichts bildlich vorzustellen und durch Farbe sichtbar zu machen. Legen Sie dazu Marker, Buntstifte oder Wachsmalkreide bereit.

Im Zentrum befindet sich der innere Regelkreis, der den dorsalen Zustand darstellt. Der mittlere Regelkreis, der ihn umgibt, repräsentiert den sympathisch gesteuerten Zustand. Und der äußere Regelkreis steht für den ventral geprägten Zustand.

Beginnen Sie mit dem inneren dorsalen Regelkreis.

Die Energie ist hier langsam und stetig, fördert das Gefühl, geerdet zu sein. Wählen Sie eine Farbe für den inneren Regelkreis, die diese Erfahrung veranschaulicht. Denken Sie nicht lange darüber nach, folgen Sie einfach Ihrer Intuition.

Füllen Sie nun den mittleren, sympathisch gesteuerten Regelkreis mit einer Farbe Ihrer Wahl aus.

Hier ist die Energie stark und mobilisierend, sie bringt uns durch den Tag.

Nun ist der äußere ventrale Regelkreis an der Reihe.

Hier fließt die Energie, die uns im Zustand der Sicherheit und Verbundenheit verankert und die beiden anderen Selbstzustände in einem schützenden Regelkreis umfasst. Verwenden Sie eine Farbe, die dieser Erfahrung entspricht.

Wenn alle Regelkreise ausgefüllt sind, werfen Sie einen Blick auf die Palette der Farbtöne, die zusammen ein ausgewogenes, übergeordnetes Bild ergeben.

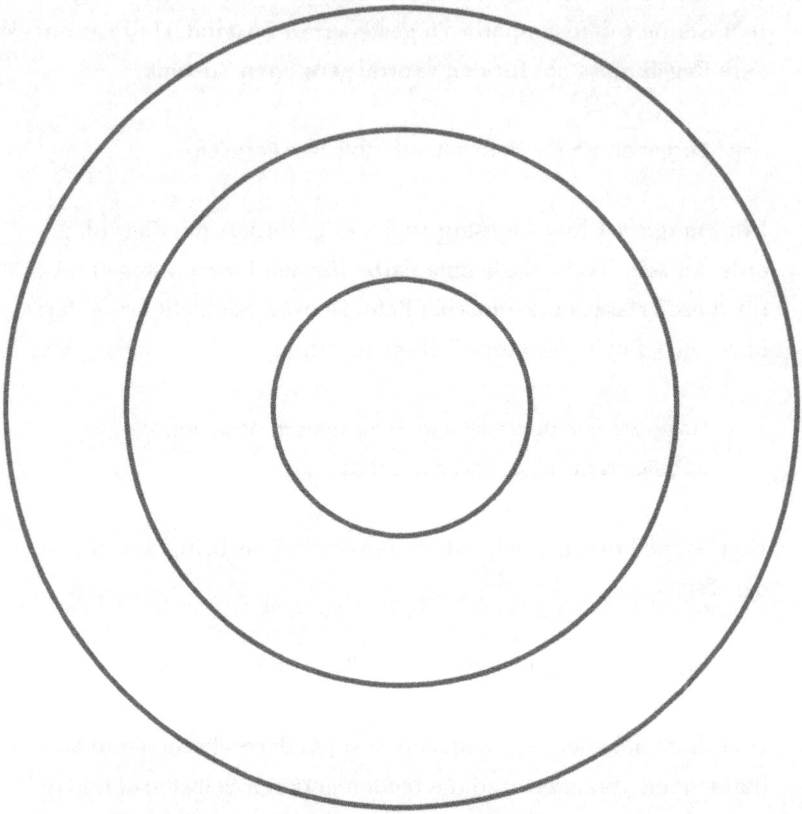

Nehmen Sie sich nun einen Moment Zeit, um darüber nachzudenken, wie der Anblick Ihres autonomen Nervensystems im Gleichgewichtszustand auf Sie wirkt. Dann stellen Sie sich bildlich vor, wie es sich anfühlt, im Gleichgewicht zu sein.

Wie haben Sie den Gleichgewichtszustand erlebt?

Unter soundstrue.com/the-nervous-system-workbook-bonus finden Sie eine weiterführende englischsprachige Audio-Praxis zur Visualisierung der drei Regelkreise.

In Sicherheit

Gesundheit und Wohlbefinden auf körperlicher und emotionaler Ebene sind möglich, wenn unser autonomes Nervensystem im Zustand der Regulation verankert ist. Hier fühlen sich die üblichen Belastungen des Alltags weniger überwältigend an, das Leben wird kontrollierbarer und die Welt scheint uns unendlich viele Möglichkeiten zu bieten. Diese Momente sind manchmal nur von kurzer Dauer, können aber auch länger anhalten. Denken Sie an die vergangene Woche: Gab es einen Moment oder auch nur einen »Mikromoment«, in dem Sie das Gefühl hatten, frei von äußerem Druck und inneren Zwängen zu sein?

In der folgenden Übung erforschen Sie, was geschieht, wenn Sie sich im Zustand der Regulation befinden, sodass Sie die Anzeichen auf Anhieb erkennen. Sie lernen, die damit verbundenen Körperempfindungen, Gedanken, Gefühle und Verhaltensweisen zu identifizieren. Die bewusste Wahrnehmung dieses Zustands ist der erste Schritt, um mehr Momente der Regulation in Ihr Leben einzuladen.

Beginnen Sie in der Mitte der folgenden Abbildung; zeichnen Sie hier eine Form ein, die Ihr Gefühl repräsentiert, in Sicherheit verankert zu sein.

Ich entscheide mich hier oft für ein Herz, aber wählen Sie eine Form, die Ihnen am besten gefällt. Beschreiben Sie Ihre Form mit

Worten, die diese Erfahrung zum Ausdruck bringen. Ich mag die Begriffe **sicher** und **verbunden**. Welche Worte geben Ihnen das Gefühl, sicher verankert zu sein?

→ **Tragen Sie nun Worte in die Kreise ein, die Ihre Körperempfindungen, Verhaltensweisen, Emotionen und Gedanken beschreiben, wenn Sie im Zustand der Sicherheit verankert sind.**

Was geschieht auf jeder dieser Ebenen, wenn Sie sich sicher und wohl fühlen? Notieren Sie die Worte in dem entsprechenden Kreis.

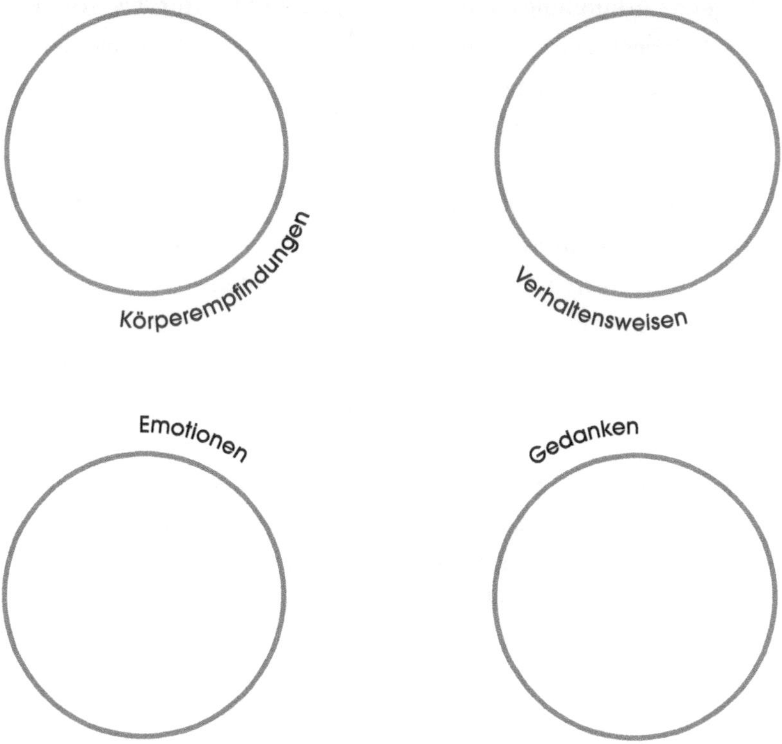

Im Dienst des Überlebens

Der Leitspruch des autonomen Nervensystems lautet: »Dem Überleben dienen.« Wenn sich der Alltag überwältigend anfühlt, reagiert unser Nervensystem und bietet uns Halt und Schutz. Die folgende Erkundungsübung hat die gleiche Struktur wie »In Sicherheit verankert«. Sie setzt den Prozess fort, das Nervensystem als Verbündeten zu gewinnen, und hilft Ihnen zu erkennen, wie die beiden Zustände, die dem Überleben dienen, aktiviert werden. Wenn Sie wissen, welche Körperempfindungen, Verhaltensweisen, Gefühle und Gedanken im Überlebensmodus auftreten, haben Sie Zugang zu den Informationen, die Sie benötigen, um zu erkennen, dass Sie in einen dysregulierten Zustand geraten.

Erster Teil

Sobald wir unser Sicherheitsgefühl verlieren, wechseln wir unbewusst in den Kampf-oder-Flucht-Modus über. Wenn eine Situation überwältigend erscheint, zu viele Dinge gleichzeitig auf uns einstürmen oder das Leben wie eine endlose Kette von Herausforderungen erscheint, denen wir nicht gewachsen sind, geraten wir in einen Zustand der Dysregulation, den wir als einen Aspekt von Wut- und Angstgefühlen erleben.

Beginnen Sie in der Mitte der Abbildung und zeichnen Sie eine Form, die Ihren Kampf-oder-Flucht-Modus darstellt.

Für mich ist es eine Form mit Ecken und Kanten oder ich zeichne einen Blitz. Nehmen Sie sich die Zeit, eine Form zu finden, die Sie persönlich anspricht. Beschriften Sie sie mit Worten, die diese Erfahrung ausdrücken. Für mich sind das die Worte **chaotisch** und **beängstigend**. Mit welchen Begriffen verbinden Sie den Zustand der Dysregulation?

Betrachten Sie nun die Kreise, die Körperempfindungen, Verhaltensweisen, Emotionen und Gedanken repräsentieren. Was geschieht auf jeder dieser Ebenen, wenn Sie sich unsicher, wütend oder ängstlich fühlen? Notieren Sie die Begriffe in dem entsprechenden Kreis.

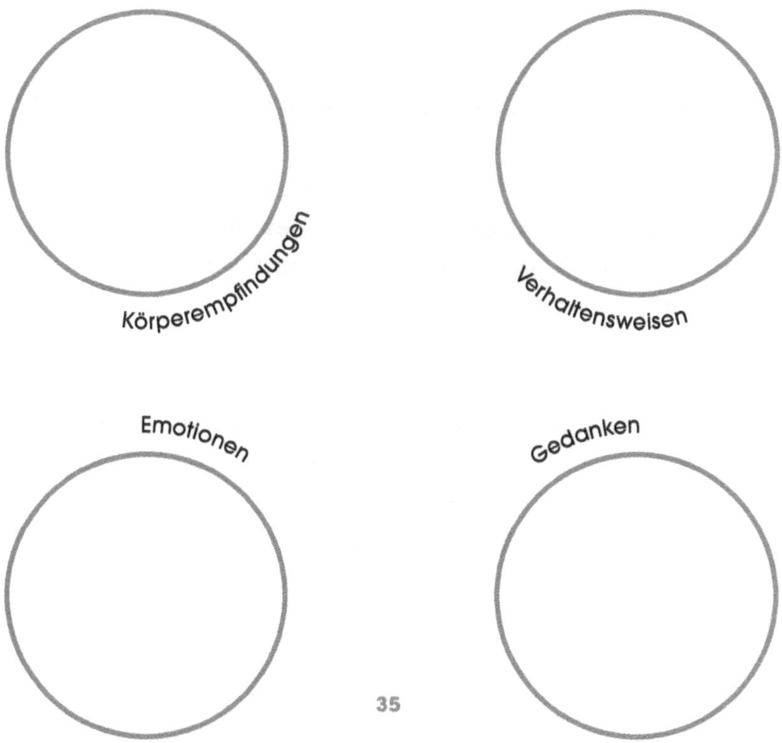

Der Shutdown ist eine natürliche Reaktion auf das Gefühl, in einem Teufelskreis endloser Herausforderungen gefangen zu sein – ohne Ausweg oder Kontrollmöglichkeit. Manchmal scheint das Leben keine andere Möglichkeit zu bieten, als sich abzuschotten, sich von den eigenen Gefühlen abzukoppeln, sich auszuklinken. Wenn wir keine Energie mehr haben, droht uns der Zusammenbruch und wir verlieren die Hoffnung, dass sich die Situation jemals bessern wird. Diese dysregulierte, wenn auch völlig normale Reaktion ist das Ergebnis einer Strategie des autonomen Nervensystems, die darauf abzielt, uns aus der Zwangsjacke der überwältigenden Herausforderungen, denen wir uns gegenübersehen, zu befreien.

Zeichnen Sie in der Mitte der Abbildung eine Form ein, die den Kollaps- und Shutdown-Zustand repräsentiert.

Ich denke dabei auf Anhieb an den Tod und zeichne oft eine Nulllinie, die im EKG den Stillstand der Herzaktion anzeigt. Nehmen Sie sich die Zeit, eine Form zu finden, die für Sie persönlich von Bedeutung ist. Beschriften Sie die Form mit Begriffen, die diese Erfahrung zum Ausdruck bringen. Für mich sind das die Worte **verloren** und **unsichtbar.**

Als Nächstes betrachten Sie bitte die Kreise, die Ihre Körperempfindungen, Verhaltensweisen, Emotionen und Gedanken repräsentieren. Was geschieht auf jeder dieser Ebenen, wenn Sie sich isoliert, kraftlos und unfähig fühlen, mit anderen in Kontakt zu treten? Schreiben Sie die Begriffe in den entsprechenden Kreis.

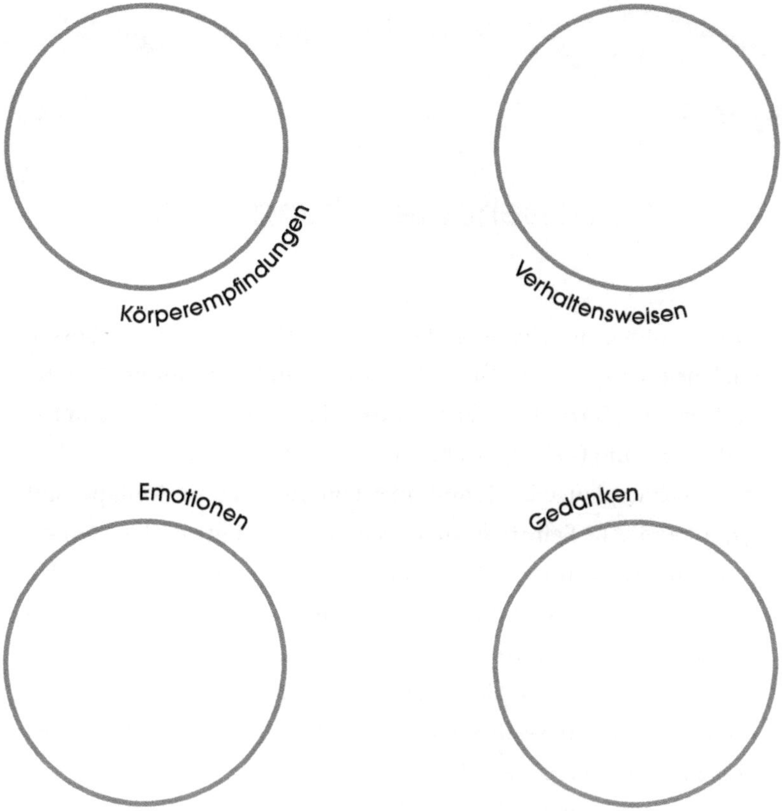
Körperempfindungen
Verhaltensweisen
Emotionen
Gedanken

Vorhersehbare Leitungspfade

Unser autonomes Nervensystem ist darauf programmiert, unsere Sicherheit und unser Überleben in Gefahrensituationen zu gewährleisten. Dazu benötigt es sowohl die Energie, die mit dem Regulations- und Gleichgewichtszustand einhergeht, als auch Selbstschutzstrategien wie Kampf-oder-Flucht-Reaktion, Kollaps und Shutdown. Alle Selbstzustände dienen dem Schutz und der Unterstützung. Im Laufe des Tages wechseln wir häufig zwischen diesen beiden Zuständen hin und her. Die schnelle Rückkehr in den Regulationsmodus, wenn wir uns von Zeit zu Zeit gestresst fühlen, gehört zum normalen Tagesablauf und ist sogar von Vorteil, weil wir dadurch Resilienz aufbauen. Mit der Zeit werden Ihnen die einzelnen Schritte auf dem Weg zurück in den Regulationsmodus in Fleisch und Blut übergehen.

Das Gute am autonomen Nervensystem ist, dass seine Reaktionen vorhersehbar sind. Wenn wir uns überfordert fühlen, können wir davon ausgehen, dass wir aus dem Zustand der Regulation herausfallen und von Gefühlen der Angst und Wut überwältigt werden. Ich bin dafür bekannt, dass ich in solchen Fällen Schimpftiraden loslasse, Türen zuknalle oder wortlos aufstehe und gehe.

Was tun Sie, wenn Sie sich überwältigt fühlen?

....

....

....

....

....

Manchmal helfen mir diese Schimpftiraden und das Türenknallen, Dampf abzulassen und den Weg in die Regulation zurückzufinden.

Kennen Sie solche Reaktionen aus eigener Erfahrung?
Was hilft Ihnen, Dampf abzulassen und in den Zustand der Regulation zurückzufinden?

....

....

....

....

....

In einigen Situationen werden wir noch tiefer in die Dysregulation und den Shutdown hineingezogen, statt den Rückweg in die Regulation anzutreten. Wenn ich in diesem Zustand lande, funktioniere ich nur noch wie ein Automat, fühle mich antriebslos und innerlich wie erstarrt. Manchmal sitze ich dann den ganzen Tag lang im Schlafanzug auf der Couch.

Wie erleben Sie diesen Zustand?

....

....

....

....

Worauf können Sie zurückgreifen, um wieder in den Zustand der Regulation zu kommen? Um den Shutdown zu beenden, reicht schon ein Funken Energie, sodass Sie wieder auf den Pfad gelangen, der in die Regulation zurückführt. Denken Sie an die kleinen Dinge, die Sie dabei unterstützen, das Gefühl der Isolation und Abkopplung abzuschwächen. Ich habe festgestellt, dass ich sanfte Bewegungen, jemandem eine SMS zu schicken oder Musik zu hören als hilfreich empfinde.

Was hilft Ihnen dabei, Ihren Energiespeicher wieder aufzufüllen und den Rückweg in den Zustand der Regulation zu finden?

....

....

....

....

....

....

Im Zustand der Regulation zuhause sein

Unser autonomes Nervensystem ist mit vorprogrammierten Leitungspfaden der Sicherheit und Verbundenheit ausgestattet. Wenn wir diese Bahnen als Orientierungshilfe nutzen, führt uns die Reise in den Zustand der Regulation, in unser Zuhause. Ist Ihnen dieser Ort vertraut oder kennen Sie ihn nicht so gut? Vielleicht erinnern Sie sich an diesen Ort, hatten aber in letzter Zeit Schwierigkeiten, den Weg zurück zu finden. Mithilfe bildlicher Darstellungen und unserer Vorstellungskraft können wir eine regulierte Landschaft mit allen Elementen und Details schaffen, die ein Gefühl von Sicherheit und Verbundenheit aktivieren. Wenn wir uns diese regulierte Landschaft vorstellen, können wir den Weg nach Hause in die Regulation finden und fühlen, wie es ist, in diesem Hort der Sicherheit und des Wohlbefindens verankert zu sein. Dieser Ort, an dem wir Zugang zu den Gefühlen haben, die wir in Stresssituationen brauchen, steht uns immer offen.

Stellen Sie sich bildlich vor, Sie haben Ihr Ziel erreicht und befinden sich in einer regulierten Landschaft – einem Ort in Ihrem Inneren, an dem Sie sich sicher, rundum wohl und im Einklang mit sich selbst und der Welt fühlen.

Was sehen Sie, wenn Sie Ihren Blick über die Landschaft schweifen lassen? Können Sie Elemente der realen Welt entdecken? Ein

Haus, Tiere, Menschen? Welche Farben und Energiemuster herrschen vor? Welche Gerüche nehmen Sie wahr? Was hören Sie? Gibt es Fußwege oder einen Platz zum Ausruhen?

→ **Benutzen Sie den Rahmen, um Ihr Zuhause im Zustand der Regulation mit Worten oder einer bildlichen Darstellung zu beschreiben.**

Das Zuhause fern von zu Hause

Wenn wir Schutz brauchen, kommt uns das autonome Nervensystem zu Hilfe. Es hat die Wahl zwischen zwei verschiedenen Überlebenszuständen mit jeweils eigener Strategie. Der eine löst eine aktive Reaktion aus, um uns möglichst unbeschadet durch den Kampf-oder-Flucht-Modus zu bringen, während der andere die entgegengesetzte Option ansteuert, die Abkopplung und den innersystemischen Kollaps. Obwohl uns immer beide Wege offenstehen, beginnt unser autonomes Nervensystem mit der Zeit, eine der beiden Strategien zu bevorzugen. Ich stelle mir dieses Zuhause fern von zu Hause als ein Refugium vor, in dem wir Zuflucht finden. Dieser Ort ist für mich der Zustand der Abkopplung und des Kollaps. Wenn das Leben zu bedrohlich erscheint, schotte ich mich ab und verschwinde in meinem schützenden Kokon.

Welche Überlebensstrategie dominiert bei Ihnen? Kampf oder Flucht oder Abkopplung und Kollaps?

....

....

....

....

Ihr Zuhause fern von zu Hause ist, wie Ihr Zuhause im Zustand der Regulation – eingebettet in eine Landschaft mit charakteristischen Merkmalen. Schließen Sie die Augen und stellen Sie sich die Landschaft vor, in der Ihr Refugium liegt. Was sehen und hören Sie, wenn Sie sich umschauen? Welche Eigenschaften kennzeichnen diesen Zufluchtsort: Farben, Energieflüsse, Formen, Objekte, Naturelemente, Strukturen, Menschen oder Tiere?

Benutzen Sie den Rahmen, um Ihr Zuhause fern von zu Hause mit Worten oder Bildern zu beschreiben.

Mehr zu Ihrem Zuhause fern von zu Hause erfahren Sie unter soundstrue.com/the-nervous-system-workbook-bonus in der dazugehörigen englischsprachigen Audio-Praxis.

Zustände und Zustandsbeschreibungen

Die Zustände der Regulation und Dysregulation bringen eine Fülle unterschiedlicher Erfahrungen mit sich, die sich mit ebenso vielfältigen Begriffen beschreiben lassen. Zu den Zuschreibungen, die den regulierten Zustand charakterisieren, gehören zum Beispiel »Flow«, »Gelassenheit« und »Fokussierung« – oder »Begeisterung«, »Zielbewusstsein« und »Leidenschaft«. Die beiden Leitungspfade der Dysregulation werden ebenfalls unterschiedlich definiert: Der Kampf-oder-Flucht-Modus wird unter anderem als »chaotisch«, »stürmisch«, »besorgt« und »angsterfüllt« erlebt, während dem Shutdown Merkmale wie »antriebslos«, »verloren«, »am Boden zerstört« und »hoffnungslos« zugeordnet werden.

Wie lassen sich Ihre Erfahrungen mit den drei Zuständen beschreiben? Verwenden Sie die folgende Liste als Orientierungshilfe. Kreisen Sie die zutreffenden ein und fügen Sie Beschreibungen von Zuständen hinzu, die nicht aufgeführt sind, aber Ihnen entsprechen.

REGULATION	KAMPF-ODER-FLUCHT-MODUS	SHUTDOWN
gelassen	wütend	ausgelaugt
friedlich	frustriert	verloren
spielerisch	rasend	niedergeschlagen
leidenschaftlich	unleidlich	hoffnungslos
Zen	genervt	verzweifelt
entspannt	zornig	am Boden zerstört
glückselig	gereizt	gefühllos
Flow	fuchsteufelswild	umnebelt
fokussiert	aufgebracht	entmutigt
begeistert	verärgert	abgewiesen
unverblümt	beklommen	deprimiert
aufrichtig	besorgt	verlassen
still	nervös	allein
zielbewusst	angsterfüllt	bedrückt
gelassen	gestresst	isoliert
	panisch	haltlos
	beunruhigt	unsichtbar
	verzweifelt	
	fahrig	
	ungeduldig	
....	....	....
....	....	....
....	....	....
....	....	....

Die Verkörperung der Zustände

Die Vorgänge im Körperinneren sind eine wichtige Informationsquelle. Wie fühlt sich der sanfte Energiefluss im Zustand der Regulation, die intensive Energie im Kampf-oder-Flucht-Modus oder die kräftezehrende Energie bei einem innersystemischen Kollaps an? Die Manifestation dieser Zustände in unserem Körper trägt dazu bei, uns auf die von ihnen ausgehenden Signale einzustimmen. Die Muster, die diese Signale erzeugen, werden in vertraute Verhaltensweisen und Geschichten umgewandelt und haben großen Einfluss auf unseren Alltag. Wenn wir die Auswirkungen der Regulation und Dysregulation in unserem Körper erkennen, werden wir uns dieser Muster bewusst.

Beschreiben Sie mithilfe der Körperabbildung mit Worten oder einer eigenen Zeichnung, an welcher Stelle Sie folgende Energien spüren:

- An welcher Stelle im Körper spüren Sie die Energie der Regulation?
- An welcher Stelle im Körper spüren Sie die Energie der Aktivierung?
- An welcher Stelle im Körper spüren Sie die Energie des Shutdowns?
- Wenn Sie möchten, können Sie die Stellen farbig markieren.

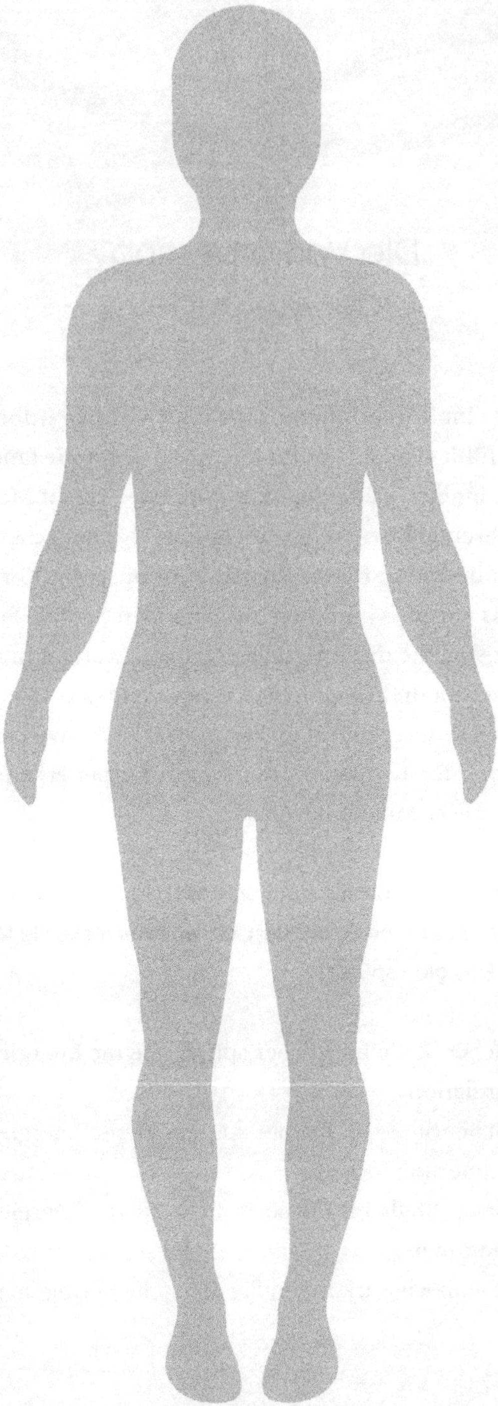

Listen Sie auf, welche Gefühle und Empfindungen sich in jedem Zustand bemerkbar machen.

Die Vorteile der Überlebenszustände

Die Biologie unseres autonomen Nervensystems beruht auf einem Grundprinzip: Es steht immer im Dienst des Überlebens. Es hält ständig Ausschau nach möglichen Bedrohungen, schätzt das Ausmaß der Gefahr ein und veranlasst die entsprechenden Reaktionen. Auch wenn unsere Gedanken, Gefühle oder Verhaltensweisen in einer solchen Situation manchmal irrational erscheinen, ist das Umschalten auf ein Schutzmuster und das damit verbundene Verhalten eine natürliche Reaktion des Nervensystems auf Alarmsignale, die es im Rahmen seiner Aufgabe, für unsere Sicherheit zu sorgen, wahrnimmt.

Denken Sie an eine Situation, in der die mobilisierende Kampf-oder-Flucht-Energie von Vorteil war. Zum Beispiel fühlte ich mich kürzlich überfordert, als ich versuchte, mich im Gesundheitssystem zurechtzufinden. Die Suche nach einer bestimmten Information erwies sich als Albtraum. Aber anstatt aufzugeben, wie ich es normalerweise tue, wurde ich wütend und suchte weiter, bis ich fündig wurde. Wie hat Ihnen die Kampf-oder-Flucht-Energie in Ihrer Situation geholfen?

Schreiben Sie einen Brief an diesen Überlebenszustand, um Ihre Anerkennung zum Ausdruck zu bringen.

Denken Sie nun an eine Situation, in der Sie den Sog der Abkopplung und des Shutdowns als Schutz empfunden haben. Ich war zum Beispiel während einer Veranstaltung, an der ich teilnehmen musste, sehr besorgt. Ich war physisch anwesend, aber emotional im »Autopilot-Modus«, verfolgte das Geschehen rein automatisch, als befände ich mich hinter einer imaginären Plexiglasscheibe. Mein autonomes Nervensystem sorgte dafür, dass ich mich sicher fühlte. Wie haben Abkopplung und Shutdown Ihnen in Ihrer Situation Schutz geboten?

Schreiben Sie einen Brief an diesen Überlebenszustand, um Ihre Anerkennung zum Ausdruck zu bringen.

....

....

....

....

....

....

....

....

....

....

....

....

Drei Objekte

Wir haben eine natürliche emotionale Verbindung zu bestimmten Objekten, denen wir eine spezielle Bedeutung zuschreiben. Ihre physischen Eigenschaften repräsentieren unsere Gefühle und erzählen eine Geschichte. Wir nutzen diesen Prozess, um unser autonomes Nervensystem zu erforschen. Welche Objekte fallen Ihnen auf Anhieb ein, wenn Sie an Verbundenheit, Aktivierung und Abkopplung denken? Ich liebe zum Beispiel Kieselsteine und halte am Strand nach ihnen Ausschau, weil sie mir meine Erfahrungen mit dem jeweiligen Zustand wieder ins Gedächtnis rufen. Ich habe eine ganze Sammlung von herzförmigen Steinen, die mich an Verbundenheit erinnern, Steine unterschiedlicher Färbung für den Zustand der Aktivierung und flache Steine für den Zustand der Abkopplung. Das macht mir Spaß und ich bin ständig auf der Suche nach Möglichkeiten, meine Sammlung zu erweitern.

Jetzt sind Sie dran. Wählen Sie für jeden der drei Zustände – Verbundenheit, Aktivierung und Abschottung – ein Objekt aus. Sie müssen nicht zwangsläufig zur selben Kategorie gehören. Probieren Sie verschiedene Dinge aus und lassen Sie sich dabei von Ihrer Intuition leiten.

Beschreiben Sie die gesammelten Objekte und notieren Sie, warum Sie diese gewählt haben.

Verbundenheit

....

....

....

....

....

Aktivierung

....

....

....

....

....

Abkopplung

....

....

....

....

....

Sicherheit und Stille genießen

Lautlosigkeit wird anfangs nicht immer als Zustand der Ruhe und Regeneration empfunden. Manchmal kann sie Unbehagen und Beklemmung auslösen. Mit zunehmender Übung vertieft sich die Fähigkeit, in der Stille Ruhe und Frieden zu finden und sich in diesem Zustand wohlzufühlen. Jeder Moment der Stille ist Balsam für das autonome Nervensystem. Wenn Sie lernen, diesen Hort der Sicherheit bewusst aufzusuchen, werden Sie die Stille genießen, um über sich selbst nachzudenken, sich wortlos mit einem anderen Menschen zu verbinden und diese erholsame, intensive Erfahrung voll auszukosten. Sobald Sie die Worte, Menschen und Orte gefunden haben, die Sie willkommen heißen, können Sie gezielt Momente der Stille in Ihren Alltag einladen.

Die Stille lässt sich mit vielen Begriffen beschreiben, zum Beispiel »Lautlosigkeit«, »Ruhe«, »Gelassenheit« oder »Beschaulichkeit«.

Mit welchen Worten beschreiben Sie Ihr Gefühl der Sicherheit und Stille?

....

....

....

Schreiben Sie die Namen der Personen auf, mit denen Sie sich in Momenten der Stille verbinden möchten. In welcher Weise ermöglicht Ihnen diese Beziehung, einen Moment der Stille zu teilen?

....

....

....

....

....

....

....

Es gibt Orte im Alltag, an denen man sich einen Moment der Stille gönnen kann. Wo sind diese Orte und welche Eigenschaften laden Sie ein, in die Stille zu gehen?

....

....

....

....

....

....

....

Leitungspfade spielerisch erkunden

Diese Übung basiert auf der konstruktiven Zusammenarbeit zwischen dem regulierenden und dem aktivierenden System. Ich stelle mir gern bildlich vor, wie sie die Hände miteinander verschränken und ihre Energie teilen, damit wir uns gestärkt, sicher und bereit fühlen, ihre Leitungspfade zu erkunden. Unabhängig davon, ob wir Probleme mit Leichtigkeit angehen oder zielstrebig in Angriff nehmen, ist die Freude am Spiel ein unverzichtbarer Bestandteil des Wohlbefindens und eine Eigenschaft, die wir fördern und in unser tägliches Erleben integrieren können.

Es gibt viele Möglichkeiten, Aktivitäten spielerisch zu gestalten. Ich zum Beispiel schicke jeden Morgen das »Wort des Tages« an meine Mailbox und mache mir einen Spaß daraus, es im Laufe des Tages so oft wie möglich zu verwenden. Kürzlich habe ich das Wort »verzaubern« gewählt und es jedes Mal neu definiert! Ich liebe auch Spiele, die das soziale Miteinander durch Kommunikation und Kooperation fördern, und das scherzhafte Geplänkel mit Freundinnen und Freunden, das unsere Gespräche belebt. Wir können Spiele mit Körperbewegungen inszenieren, sie mit Gegenständen aller Art und technischen Hilfsmitteln anreichern, fiktive Geschichten erzählen, die uns in eine andere Zeit und an einen anderen Ort versetzen, oder jemanden zum gemeinsamen Spiel einladen. Diese spielerischen Momente machen unseren Tag nicht nur fröhlicher, sondern helfen auch, neue Perspektiven zu entdecken, den Horizont zu erweitern und Herausforderungen auf ungewohnte Weise anzugehen.

→ **Wo, wann und mit wem machen sich Ihre spielerischen Impulse bemerkbar?**

....

....

....

....

→ **Wo, wann und mit wem ist davon nichts zu spüren?**

....

....

....

....

→ **Welche Spielkategorien bevorzugen Sie?**

....

....

....

....

....

Entwickeln Sie auf der Grundlage dieser Informationen einen Plan, um das spielerische Element in Ihrem Leben zu fördern, und beschreiben Sie, wie Sie ihn umsetzen können.

Mein Plan zur Spielförderung

Den Augenblick genießen

Das autonome Nervensystem ist ein dynamisches System, das uns ständig mit der Energie versorgt, die wir brauchen, um unsere Aufmerksamkeit auf das Hier und Jetzt zu richten und unseren Alltag zu bewältigen. Jeden Tag spüren wir sowohl subtile als auch größere Energieveränderungen, sobald wir zwischen dem Zustand der Verbundenheit und dem des Schutzes wechseln. Wenn wir diese individuellen Mikromomente zusammenfügen, können wir den Tagesverlauf nachverfolgen. Den Tag nicht als »einen einzelnen Moment« zu betrachten, sondern als Aneinanderreihung von Mikromomenten, erweitert die Perspektive und ermöglicht es uns, über den Tellerrand eines einzelnen Erlebnisses hinauszublicken.

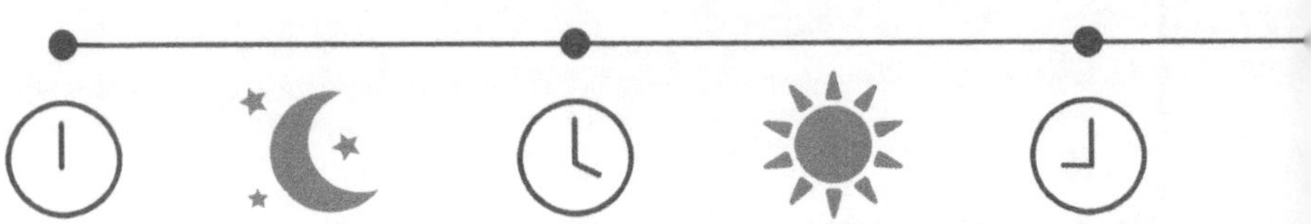

Verwenden Sie diese Zeitachse, um Ihren autonomen Zustand zu verschiedenen Tageszeiten zu beschreiben. War Ihre Energie reguliert, aktiviert oder abgekoppelt?

Denken Sie an den autonomen Leitungspfad, auf dem Sie gereist sind. Welche Veränderungen haben Sie heute wahrgenommen?

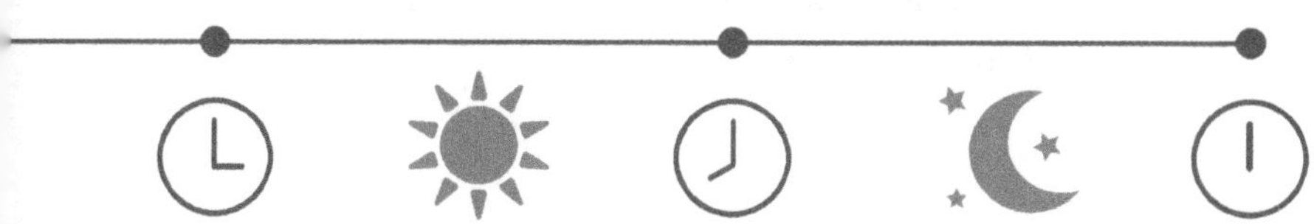

Geschichten erzählen

Die Fähigkeit, Geschichten zu erzählen, ist uns Menschen angeboren. Wir sind sinnsuchende Lebewesen, die mithilfe ihres autonomen Nervensystems Narrative entwickeln und in ihr Leben integrieren. Hier, und nicht im Gehirn, entstehen die grundlegenden Überzeugungen über uns selbst, andere und die Welt. Jeder autonome Zustand bringt seine eigenen Erzählungen mit sich, die sich verändern, wenn wir von einem Zustand in den anderen wechseln. Im Zustand des Kollapses entstehen Geschichten der Hoffnungslosigkeit, des Gefühls, nicht dazuzugehören, nicht wahrgenommen zu werden und ganz auf sich allein gestellt zu sein. Der Zustand der Kampf-oder-Flucht-Aktivierung ist mit Geschichten von Wut und Angst, blindem Aktionismus und Chaos verbunden. Im Zustand der Regulation und Verbundenheit dominieren Geschichten über Chancen, Wahlmöglichkeiten und das Gefühl, sich sicher genug zu fühlen, um in die Welt hinauszugehen und sie zu erkunden.

Machen Sie sich anhand der folgenden drei Zustandsbeschreibungen – ventrale Verbundenheit, sympathisch gesteuerte Aktivierung und dorsaler Kollaps – bewusst, wie jeder dieser Zustände Ihre Geschichten beeinflusst.

Reguliert und ausreichend gerüstet

Wenn wir auf dem ventralen Pfad verankert sind, fühlen wir uns sicher und verbunden, ruhig und zugehörig. Die Verankerung im Zustand der Regulation gibt uns die Gestaltungsmöglichkeiten und Ressourcen, die wir brauchen, um unseren Alltag mit Gelassenheit zu bewältigen.

Geben Sie Ihrem ventralen Zustand einen Namen:

....

Ergänzen Sie nun folgende Aussagen:

Ich bin ....

....

....

....

....

Die Welt ist ....

....

....

....

....

....

Die Menschen sind ....

....

....

....

....

....

ANGST- UND WUTGEFÜHLE

Wenn wir vom sympathisch gesteuerten Energiefluss des Überlebenszustands überflutet werden, spüren wir eine drohende Gefahr, die uns mobilisiert und uns auf ein Kräftemessen vorbereitet. Hier befinden wir uns auf dem Zwillingsweg der Kampf-oder-Flucht-Reaktion, empfinden Angst- und Wutgefühle zugleich.

Geben Sie Ihrem sympathisch gesteuerten Zustand einen Namen:

....

Ergänzen Sie nun folgende Aussagen:

Ich bin ....

....

....

....

....

Die Welt ist ....

....

....

....

....

....

Die Menschen sind ....

....

....

....

....

....

HOFFNUNGSLOSIGKEIT UND ABKOPPLUNG

Wenn wir in den dorsalen Zustand und die Hoffnungslosigkeit geraten, schotten wir uns ab. Im Laufe des Shutdowns fühlen wir uns zunehmend antriebslos und den Anforderungen des Alltags nicht mehr gewachsen. Das führt zum Kollaps: Wir geben auf und flüchten uns in eine Welt, in der wir nichts mehr spüren. Wir verschwinden von der Bildfläche, in der Hoffnung zu überleben.

→ **Geben Sie Ihrem dorsalen Zustand einen Namen:**

....

⇝ **Ergänzen Sie nun folgende Aussagen:**

Ich bin ....

....

....

....

....

Die Welt ist ....

....

....

....

....

....

....

Die Menschen sind ....

....

....

....

....

....

....

Zuhören lernen

Es gibt zwei Arten des Zuhörens, die mit einem eigenen Pfad zum Bewusstsein verbunden sind: Der eine führt von außen nach innen, der andere von innen nach außen. Beide ermöglichen es uns, uns auf die Elemente einzustimmen, die einen bestimmten Moment in Raum und Zeit kennzeichnen, und den Zustand zu bestimmen, in dem wir uns gerade befinden.

Die folgenden Fragen zielen darauf ab, den Geschichten, die wir uns erzählen, neugierig zu lauschen und den Übergang in eine sichere Verbindung mit unseren autonomen Erfahrungen zu üben. Die Antworten geben uns Aufschluss über den Weg zu dem jeweiligen Zustand. Weder das Ergebnis noch der jeweilige autonome Zustand an sich sind gut oder schlecht. Die Aufmerksamkeit auf die Elemente zu lenken, die den Weg zu einem Zustand ebnen, ist ein weiterer wichtiger Schritt, um das autonome Nervensystem als Verbündeten zu gewinnen.

Wählen Sie eine Erfahrung, die Sie mithilfe der folgenden Fragen erkunden, um mit dem Zuhören zu beginnen. Richten Sie Ihre Aufmerksamkeit dabei von außen nach innen.

Wo befinde ich mich? (Verorten Sie sich in Zeit und Raum.)

Was geschieht in meiner unmittelbaren Umgebung?

Wer befindet sich in meinem Umfeld?

In welchem Zustand befinde ich mich aktuell (reguliert, Kampf oder Flucht, Shutdown)?

→ **Wählen Sie eine andere Erfahrung, die Sie mithilfe der folgenden Fragen erkunden. Richten Sie Ihre Aufmerksamkeit nun nach innen.**

Was spüre ich in meinem Körper?

....

....

....

....

Wo fließt die Energie?

....

....

....

....

....

Wo fließt sie nicht?

....

....

....

....

....

Fühle ich mich energiegeladen?

....

....

....

Fühle ich mich von Energie überflutet?

....

....

....

Fühle ich mich ausgelaugt?

....

....

....

....

In welchem Zustand befinde ich mich aktuell (reguliert, Kampf oder Flucht, Shutdown)?

....

....

....

....

Das Bindungsbedürfnis

Das Bedürfnis nach Bindung ist mehr als ein psychologischer Zustand – es ist ein biologisches Gebot. Sichere und verlässliche Bezugspersonen sind eine Grundvoraussetzung für unser Überleben und Wohlbefinden, solange wir noch nicht für uns selbst sorgen können. Dieses Bedürfnis bleibt ein Leben lang bestehen: Wir fühlen uns den Menschen, die uns nahestehen und uns gut kennen, verbunden und zugehörig. Dieses Gefühl lädt zu zwischenmenschlichen Beziehungen ein, die von Gegenseitigkeit geprägt sind – von Geben und Nehmen, von einem vertrauensvollen Miteinander. Fehlt es, gerät unser autonomes Nervensystem in einen Zustand, in dem es auf seine Überlebensstrategien der Aktivierung und Abkopplung zurückgreift. Situationen, in denen wir uns verbunden und zugehörig fühlen, ebnen den Weg in den Zustand der Regulation, der mit sicheren Bindungen einhergeht, die wiederum dazu beitragen, in diesem Hort des Wohlbefindens verankert zu bleiben.

Kreisen Sie die Begriffe ein, die Ihr Gefühl der Verbundenheit und Zugehörigkeit kennzeichnen.

Streichen Sie die Begriffe durch, die Ihr Gefühl kennzeichnen, nicht dazuzugehören.

Nutzen Sie die leeren Zeilen, um Begriffe hinzuzufügen, die Ihnen das Gefühl vermitteln, willkommen zu sein.

verwandt	zugehörig	einbezogen
verbunden	gemeinsam	Familie
synchron	miteinander	verwoben
integriert	vereint	aufeinander bezogen
verbündet	vernetzt	Gemeinschaft
gegenseitig	zusammen	gleichgesinnt
....	....	....
....	....	....
....	....	....
....	....	....
....	....	....
....	....	....
....	....	....
....	....	....
....	....	....
....	....	....
....	....	....
....	....	....

Überzeugungen

Die Fähigkeit, mithilfe von Bezugspersonen in den Zustand der Regulation zu gelangen, in dem wir uns sicher und verlässlich gebunden fühlen (Co-Regulation) und damit unsere Selbstregulationskräfte zu fördern, ist von zentraler Bedeutung für eine erfolgreiche Alltagsbewältigung. Beides sind unverzichtbare, miteinander verbundene Elemente des Wohlbefindens. Was haben wir in unserer Herkunftsfamilie über die Fähigkeit gelernt, uns auf andere zu verlassen oder auf uns selbst gestellt zu sein?

Oft herrschen die in frühester Kindheit erworbenen Muster noch heute vor, wenn wir nicht durch unsere eigenen Erfahrungen gelernt haben, neue Wege zu gehen. Unsere Überzeugungen hinsichtlich der Co-Regulation und Selbstregulation haben Einfluss darauf, wann wir Bindungen eingehen oder es vorziehen, uns auf eigene Faust den Weg durchs Leben zu bahnen. Wenn wir uns der Überzeugungen bewusst werden, die hinter unserem Verhalten stehen, können wir besser einschätzen, was ein gedeihliches Wachstum unterstützt und wo Veränderung notwendig ist. Diese Aufmerksamkeit trägt dazu bei, das zu fördern, was uns im Leben voranbringt, und das zu verändern, was uns zurückhält.

Was sind Ihre Überzeugungen in Bezug auf die Regulation? Halten Sie sie schriftlich fest:

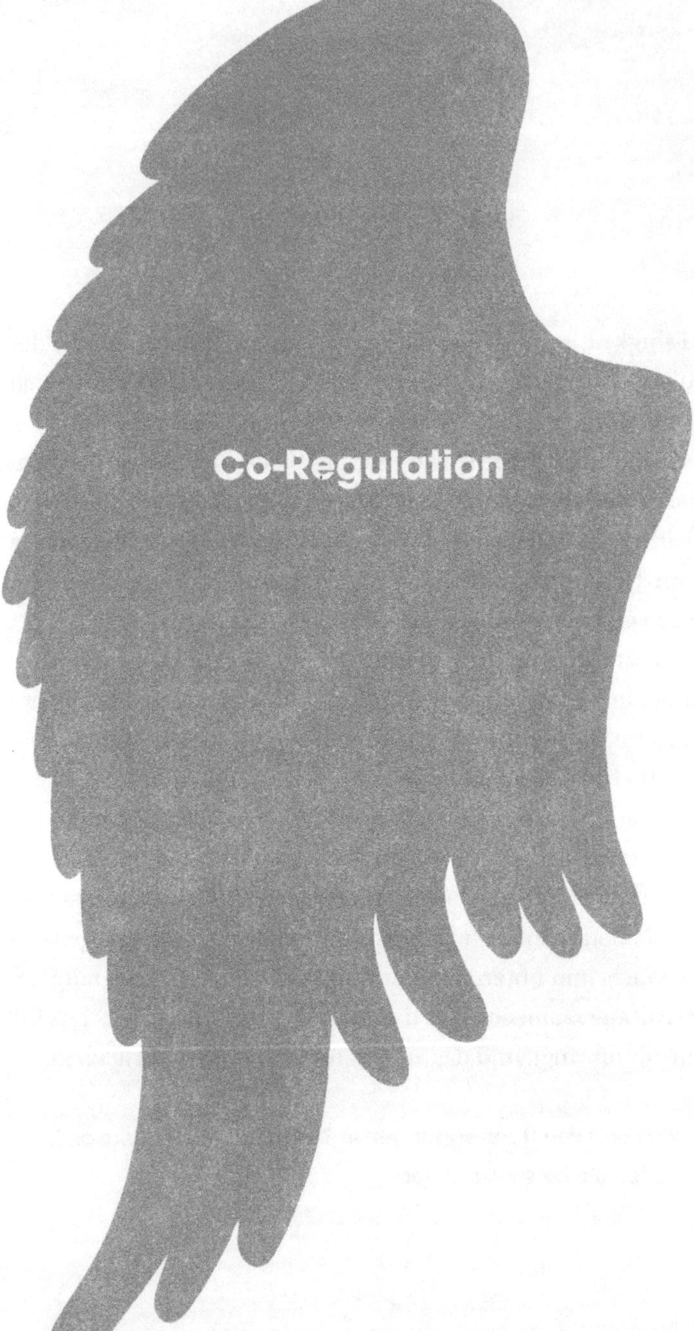

Co-Regulation

Selbstregulation

Die vier Leitungspfade der Verbundenheit

Die tiefen Verbindungen zu unserem Selbst, zu anderen, zur Welt und zur spirituellen Ebene haben eine aufbauende Wirkung. Diese Verbindungen sind im Nervensystem verortet. Die Verankerung im Zustand der Sicherheit und Regulation erhöht die Bereitschaft, die Leitungspfade mit Neugier zu erkunden. Jede dieser vier Verbindungsebenen ist von grundlegender Bedeutung für das Wohlbefinden. Die folgenden Übungen helfen Ihnen, sich mit jedem Pfad vertraut zu machen.

Die Verbindung mit dem Selbst

Unser Selbst ist nicht aus einem Guss, sondern besteht aus vielen Persönlichkeitsanteilen, die unsere Erfahrungen aus unterschiedlichen Perspektiven betrachten. In unseren alltäglichen Gesprächen sprechen wir über diese vielfältigen Persönlichkeitsfacetten: »Ein Teil von mir würde gern ausgehen, aber ein anderer Teil sagt mir, dass es zu Hause genauso schön ist.« Oder: »Ein Teil von mir würde gern eine Strandwanderung machen, aber ein anderer Teil möchte einfach nur am Ufer sitzen und die Wellen beobachten.« Unsere Persönlichkeitsanteile können gegensätzliche oder ähnliche Ideen haben, aber unterschiedliche Umsetzungsstrategien.

Ergänzen Sie die Aussage, um innere Verbindungen zu Ihrem Selbst zu finden:

Ein Teil von mir ....

....

....

....

Und ein anderer Teil von mir ....

....

....

....

Notieren Sie weitere Aussagen dieser Art, um noch andere Verbindungen zu Ihrem Selbst zu entdecken:

Ein Teil von mir ....

....

....

....

Und ein anderer Teil von mir ....

....

....

Ein Teil von mir ....

....

....

....

....

Und ein anderer Teil von mir ....

....

....

....

Ein Teil von mir ....

....

....

....

Und ein anderer Teil von mir ....

....

....

....

....

....

Die Verbindung mit anderen

Mit welchen Menschen in Ihrem Leben fühlen Sie sich verbunden? Denken Sie an Ihren Familien- und Freundeskreis, an Kolleginnen und Kollegen, an Mitglieder Ihrer Community oder Gruppen, denen Sie angehören.

Wie stellen Sie die Verbindung her? Finden die Begegnungen persönlich oder online statt? Planen Sie Ihre Treffen oder handelt es sich meistens um spontane Kontakte?

....

....

....

....

....

Welche gemeinsamen Aktivitäten schaffen und vertiefen die Verbindung?

....

....

....

....

....

....

....

Die Verbindung mit der Welt

Wir verbinden uns mit der Welt durch die Art und Weise, wie wir unseren Platz in ihr einnehmen und uns in ihr zu Hause fühlen.

→ **Was zeichnet die Orte aus, die Sie willkommen heißen und an denen Sie länger verweilen möchten?**

....

....

....

....

....

....

→ **Wie können Sie die Orte beschreiben, die Sie meiden möchten?**

....

....

....

....

....

....

....

Die Verbindung mit der spirituellen Ebene

Die Verbindung mit der spirituellen Ebene kann ein Weg sein, der bereits beschritten wurde, oder eine Erfahrung, die sich noch in der Entwicklung befindet. Es gibt unzählige Bezeichnungen für sie, zum Beispiel »Göttin«, »Schöpfer«, »Höhere Macht« oder »Weltenlenker«, um nur einige zu nennen, und ebenso viele Möglichkeiten, mit ihr in Kontakt zu treten. Manche Menschen empfinden eine spirituelle Verbindung, wenn sie sich in der Natur aufhalten, an einem Andachtsort oder in einer Situation achtsamer Kontemplation. Die Verbindung kann auch über Geistwesen, Totemtiere, Lichtwesen und Ahnenrituale hergestellt werden.

↪ **Welcher Begriff repräsentiert für Sie die spirituelle Ebene?**

....

....

....

....

↪ **Wie verbinden Sie sich mit der spirituellen Ebene?**

....

....

....

....

....

→ Schließen Sie die Augen, wenn Sie möchten. Öffnen Sie Ihr Herz und stimmen Sie sich auf eine Verbindung mit der spirituellen Ebene ein. Beobachten Sie, wie diese Verbindung zustande kommt. Reflektieren Sie Ihre Erfahrung.

....

....

....

....

....

....

....

....

....

....

....

....

....

....

....

....

....

Der Regelkreis der Leitungspfade

Wenn wir die vier Verbindungsebenen in einem Kreis zusammenbringen und jeden Zugang zum Selbst, zu anderen, zur Welt und zur spirituellen Ebene für sich allein betrachten, erkennen wir, ob die Beziehung zwischen ihnen ausgewogen oder unausgewogen ist. Vielleicht entdecken wir dabei, dass wir einen Leitungspfad bevorzugen und uns selten mit den anderen verbinden oder dass wir regelmäßig auf dem vierten Pfad unterwegs sind. Machen Sie sich keine Sorgen, wenn Sie feststellen, dass ein Ungleichgewicht zwischen den Segmenten herrscht oder nicht alle gleichermaßen ausgefüllt sind. Die meisten Menschen erreichen kein absolut perfektes Gleichgewicht und finden schwerer Zugang zu einem bestimmten Leitungspfad, sodass dieser seltener genutzt wird.

Anmerkung: Für diese Übung benötigen Sie Farbstifte oder Textmarker.

Werfen Sie zuerst einen Blick auf die vier Leitungspfade innerhalb des Kreises. Wählen Sie eine Farbe für jeden Pfad und füllen Sie die jeweiligen Kreissegmente damit aus, um darzustellen, wie voll oder leer jedes einzelne ist.

Machen Sie sich als Nächstes bewusst, auf welche Leitungspfade Sie regelmäßig zugreifen und welche Sie seltener nutzen.

Wenn Sie das Gesamtbild betrachten, können Sie das generelle Gefühl der Verbundenheit besser einschätzen. Betrachten Sie den

Regelkreis als ein integriertes Ganzes mit vier Leitungspfaden und Segmenten, die zusammen eine aufbauende Wirkung haben.

In welchem Ausmaß fühlen Sie sich mit allen vier Ebenen verbunden?

....

....

....

....

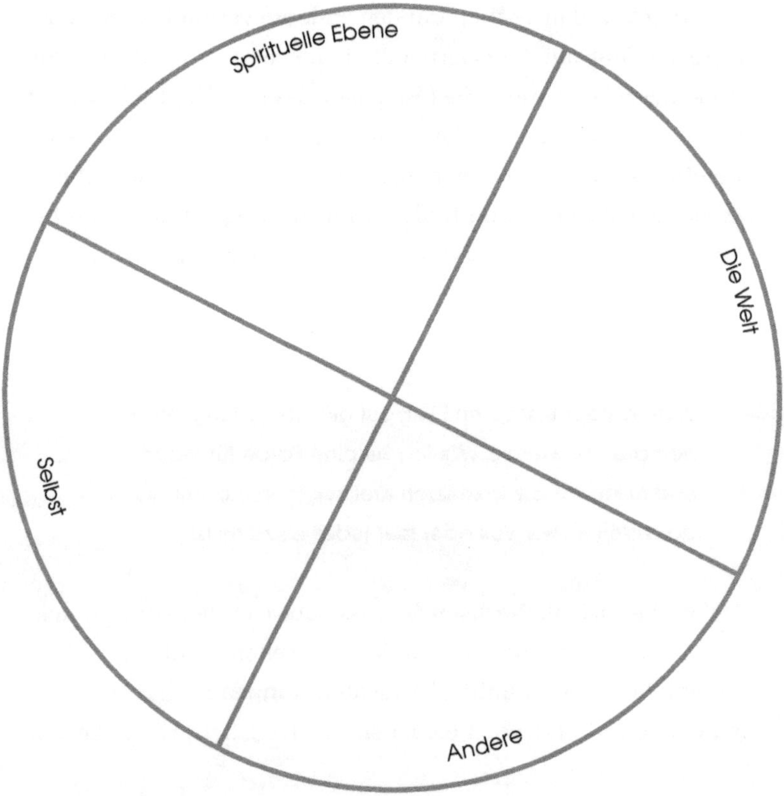

Das innere Überwachungsprogramm

Unser autonomes Nervensystem verfügt über ein eigenes Überwachungsprogramm, das Gefahrensignale wahrnimmt und Situationen nach ihrer Sicherheit einstuft. Es sendet Meldungen aus einem Bereich unterhalb der Bewusstseinsschwelle. Man könnte dieses Überwachungsprogramm auch als »Bauchgefühl« oder »autonome Intuition« bezeichnen. Wenn wir unsere Aufmerksamkeit bewusst darauf richten, lernen wir, die Botschaften zu entschlüsseln, uns auf sie einzustellen und die Informationen als Grundlage für unsere Entscheidungen zu nutzen.

Wir beginnen damit, unseren Körper zu »scannen«, um ihn bis ins kleinste Detail zu erfassen. Sie können die Augen dabei schließen oder offen halten, ganz wie Sie möchten. Richten Sie Ihre Aufmerksamkeit zunächst auf Ihre Füße und spüren Sie dabei Ihren Gefühlen und Körperempfindungen nach. Wandern Sie mit Ihrer Aufmerksamkeit allmählich nach oben bis zum höchsten Punkt des Kopfes. Konzentrieren Sie sich dabei weiterhin auf Ihre Gefühle und Körperempfindungen.

Halten Sie nach der Stelle Ausschau, an der Ihr internes Überwachungsprogramm angesiedelt ist.

⟿ Sobald Sie die Stelle gefunden haben, richten Sie Ihre Aufmerksamkeit darauf. Laden Sie ein Vorstellungsbild ein, das Ihr inneres Überwachungsprogramm darstellt. Fügen Sie es mithilfe einer Zeichnung in den Rahmen ein.

Betrachten Sie das Bild eine Weile, um sich damit vertraut zu machen. Wie verfolgt Ihr inneres Überwachungsprogramm Sicherheits- und Gefahrensignale?

....

....

....

....

....

....

....

Denken Sie an eine Situation, in der Ihr Überwachungsprogramm Alarm ausgelöst hat. Wie hat es Ihnen die Gefahrensignale übermittelt?

....

....

....

....

....

....

....

Innerer, äußerer und interaktiver Wahrnehmungsstrom

Unser autonomes Nervensystem ist ständig damit beschäftigt, die Frage zu beantworten: **»Bin ich sicher?«** Die dafür notwendigen Informationen erhält es über drei Wahrnehmungsströme:

- Der innere Wahrnehmungsstrom erfasst die verkörperten Empfindungen.
- Der äußere Wahrnehmungsstrom erfasst die Welt und unser Umfeld.
- Der interaktive Wahrnehmungsstrom erfasst die Dynamik in der Beziehung des autonomen Nervensystems zu anderen Nervensystemen.

Jeder dieser Wahrnehmungsströme nimmt fortwährend Informationen auf und sucht gleichzeitig nach Signalen für Sicherheit und Gefahr.

Wählen Sie eine Situation, die Sie aus der Perspektive dieser drei Wahrnehmungsströme betrachten möchten.

....

....

....

Welche Signale haben Sie von jedem dieser Wahrnehmungsströme erhalten? Notieren Sie die Sicherheits- und Gefahrensignale in den entsprechenden Kästchen.

	Sicherheitssignale	Gefahrensignale
Innen		
Außen		
Interaktiv		

⟿ Wie haben die Sicherheits- und Gefahrensignale, aus dieser Perspektive betrachtet, Ihre Erfahrung beeinflusst?

....

....

....

....

....

....

....

....

....

....

....

....

....

....

....

....

....

....

Ein Informationspfad

Unser Verhalten, unsere Gefühle und unsere Geschichten sind in unserem autonomen Nervensystem verwurzelt. Zu wissen, dass unsere Erfahrungen in unserer Biologie beginnen, hilft uns, aktive Bereiche zu entdecken, die sich unserem Bewusstsein entziehen. Gehen Sie von der Stelle aus, an der Sie Ihr neurozeptives Überwachungsprogramm lokalisiert haben, zum nächsten Schritt über, um herauszufinden, wo der kontinuierliche Informationsfluss stattfindet.

Die Kombination dieser beiden Erfahrungen – die bewusste Lenkung der Aufmerksamkeit auf das neurozeptive Überwachungsprogramm und das kognitive Informationssystem – bietet einen neuen und erweiterten Leitungspfad, der in beide Richtungen verläuft. Mithilfe dieser perzeptiven Informationen können Sie die Abfolge Ihrer Geschichten, Verhaltensweisen und Gefühle von der Bewusstseinsschwelle bis zu ihrem Ausgangspunkt im autonomen Nervensystem und wieder zurück verfolgen. Indem Sie Ihre Erfahrungen in beide Richtungen untersuchen und diese Elemente einbeziehen, erweitern Sie Ihren Blickwinkel und betrachten das Geschehen aus einer anderen Perspektive.

Legen Sie eine Hand auf die Stelle Ihres Körpers, an der sich Ihr neurozeptives Überwachungsprogramm bemerkbar macht, und die andere Hand auf die Stelle, an der Sie Ihr kognitives Informationssystem verorten. Stellen Sie sich den Weg zwischen Ihren beiden Händen bildlich vor. Zeichnen Sie den Pfad ein und markieren Sie die beiden Enden. Sie können eine gerade Linie zwischen den beiden Punkten oder einen kreisförmigen Verlauf wählen. Nun folgen Sie dem Pfad vom neurozeptiven Überwachungsprogramm bis zum kognitiven Informationssystem, wobei Sie einen Punkt für die Gefühle und einen Punkt für das Verhalten markieren.

↪ Denken Sie an eine Situation, in der Sie die Geschichte kannten, aber nicht wussten, wie es dazu kam. Verfolgen Sie den eingezeichneten Pfad rückwärts bis zu seinem Ausgangspunkt im autonomen Nervensystem, von der perzeptiven Wahrnehmung über das Verhalten und die Gefühle bis hin zu den Sicherheits- und Gefahrensignalen zu Beginn des Erlebnisses. Halten Sie die Geschichte schriftlich fest.

Perzeptive Wahrnehmung/Geschichte

....

....

....

Verhalten

....

....

Gefühle

....

....

Sicherheits- oder Gefahrensignale

....

....

....

→ **Halten Sie diese Geschichte noch einmal fest, von den Signalen des Überwachungsprogramms ausgehend zu den Gefühlen, zum Verhalten und schließlich zur perzeptiven Wahrnehmung.**

Sie können die Methode auch in der umgekehrten Reihenfolge anwenden, wenn Sie sich problemlos an Körperempfindungen erinnern, aber die damit einhergehende Geschichte Ihnen nicht mehr ganz klar ist.

Sicherheits- oder Gefahrensignale

....

....

....

....

....

....

Gefühle

....

....

....

....

....

Verhalten

....

....

....

....

....

....

....

....

Perzeptive Wahrnehmung/Geschichte

....

....

....

....

....

....

....

....

....

Die Welt der akustischen Signale

Unser Umfeld ist ein akustisches Biotop mit zahlreichen Klängen und Geräuschen, die sich überlagern und auf unser Nervensystem einwirken. Einige Klänge und Geräusche heißen uns willkommen und laden uns ein, uns in einem Zustand der Regulation zu verankern. Andere fordern unsere Fähigkeit heraus, im Hier und Jetzt präsent zu sein, und lösen eine Fluchtreaktion in den Schutzmodus aus. Im Laufe des Tages reisen wir durch eine sich ständig verändernde Klanglandschaft.

Richten Sie Ihre Aufmerksamkeit auf Ihre Klanglandschaft und stimmen Sie sich darauf ein.
Welche Klänge und Geräusche nehmen Sie wahr? Welche empfinden Sie als einladend und welche als beunruhigend?

....

....

....

....

....

....

Stimmen Sie sich im Laufe des Tages auf die verschiedenen Klanglandschaften ein und achten Sie dabei auf die akustischen Signale und Klangmarker. Sobald Sie einige Klangmuster gesammelt haben, machen Sie sich bewusst, welche davon dazu beitragen, dass Sie sich im Zustand der Sicherheit und Verbundenheit verankern, und beschreiben Sie diese nachstehend.

Stellen Sie sich einen Ort vor, an dem Sie diese Klänge und Geräusche zusammenbringen. Zeichnen oder beschreiben Sie ihn und spüren Sie, wie er durch die Visualisierung lebendig wird.

Meine Musik-Playlist

Musik ist allgegenwärtig – ein mächtiges und leicht verfügbares Steuerungsinstrument des autonomen Nervensystems. Musik kann uns helfen, in den Zustand der Regulation zu gelangen und dabei kurz mit dem Überlebensmodus in Berührung zu kommen. Einige Musikstücke vertiefen die Erfahrung von Sicherheit und Verbundenheit, während andere bewirken, dass wir Momente der Wut, Angst und Verzweiflung erleben, ohne uns überwältigt zu fühlen. Wenn Sie Ihre Lieblingsmusik hören, fühlen Sie sich abgeholt, verstanden und nicht mehr allein. Mit Musik, die Sie tief bewegt, haben Sie Zugriff auf einen ebenso praktischen wie problemlosen Pfad, Ihr autonomes Nervensystem zu unterstützen und als Verbündeten zu gewinnen.

Hören Sie sich jede Art von Musik an und stellen Sie eine Playlist zusammen, die verschiedene emotionale Aspekte von Verbundenheit und Schutz hervorruft. Achten Sie dabei auf Abwechslung, sodass Sie mit etwas Übung leicht zwischen dem Sicherheits- und dem Schutzmodus wechseln können.

Erstellen Sie eine zweite Playlist mit Musikstücken, die Ihr Gefühl der Sicherheit und Verbundenheit vertiefen. Greifen Sie darauf zurück, wenn Sie im Zustand der Regulation zur Ruhe finden oder Ihre Verankerung im Zustand der Sicherheit feiern möchten.

Meine Playlists

Das Ressourcen-Regulations-repertoire

Es gibt keinen richtigen oder falschen Weg – es gibt nur den Weg, der in unserem autonomen Nervensystem festgeschrieben ist. Dieser Satz soll uns daran erinnern, dass jeder Mensch seinen eigenen Weg in den Regulationsmodus finden muss. Jeden Tag greifen wir auf unsere Ressourcen zurück, um im Zustand der Sicherheit und Verbundenheit zu bleiben und dorthin zurückzukehren, wenn wir in den Zustand der Dysregulation geraten sind. Wie uns das gelingt, hängt von der Reaktion unseres Nervensystems ab. Wenn andere Menschen bereit sind, uns mit Rat und Tat zur Seite zu stehen oder ihre Erfahrungen mit uns zu teilen, können wir mit unserem autonomen Nervensystem in Kontakt treten und herausfinden, ob diese Vorschläge für uns geeignet sind. Probieren Sie sie aus und beobachten Sie, ob sie Sie in den Zustand der Regulation führen. Lautet die Antwort Ja, fügen Sie sie Ihrer Liste hinzu. Lautet sie Nein, machen Sie sich bewusst, dass Sie nicht infrage kommen, und suchen Sie nach anderen Regulationsmöglichkeiten.

Ein erfolgreiches Repertoire zur Ressourcen-Regulation sollte Aktivitäten unterschiedlicher Art enthalten, die Ihnen zur Verfügung stehen, zum Beispiel Gespräche mit nahestehenden Menschen, Spaziergänge, der Genuss eines Tees, das Streicheln Ihrer Katze, ein Yogakurs oder eine Atemübung. An manchen Tagen werden Sie sich zu einer bestimmten Aktivität hingezogen fühlen, an anderen Tagen werden Sie andere Optionen bevorzugen. Dem

Ressourcen-Regulationsrepertoire sind keine Grenzen gesetzt, solange es Sie dabei unterstützt, in den Zustand der Regulation zu gelangen. Malen, Musik, kreatives Schreiben, Natur, Bewegung, Atmung, Menschen, Haustiere und Technologie sind nur einige Kategorien, die Sie erkunden könnten. Einige Orte fühlen sich wie eine Ressource an, die Entlastung bringt, und selbst die Erinnerung an erfüllende Augenblicke in Ihrem Leben kann den Weg in den Zustand der Regulation ebnen.

Stellen Sie nun Ihr eigenes Repertoire an Regulationsressourcen zusammen. Ordnen Sie sowohl der Kategorie »Selbstregulation« als auch der Kategorie »Co-Regulation« Ressourcen zu, auf die Sie allein oder gemeinsam mit anderen zugreifen können. Denken Sie daran, dass verschiedene Aktivitäten unterschiedlich viel Energie erfordern. Wenn Sie Musik hören, ist der Energieverbrauch geringer als bei einem Treffen mit Freundinnen und Freunden. Es ist weniger anstrengend, irgendwo still zu sitzen und sich mit sich selbst und der Welt im Einklang zu fühlen, als sich aufzuraffen und ins Fitnessstudio zu gehen. Achten Sie darauf, dass Sie viele verschiedene Ressourcen für Ihr Regulationsrepertoire haben, damit Sie eine Aktivität wählen können, die Ihrem Energieniveau entspricht, wenn Sie darauf zurückgreifen müssen.

Listen Sie hier Ihre eigenen Ressourcen für das Regulationsrepertoire auf.

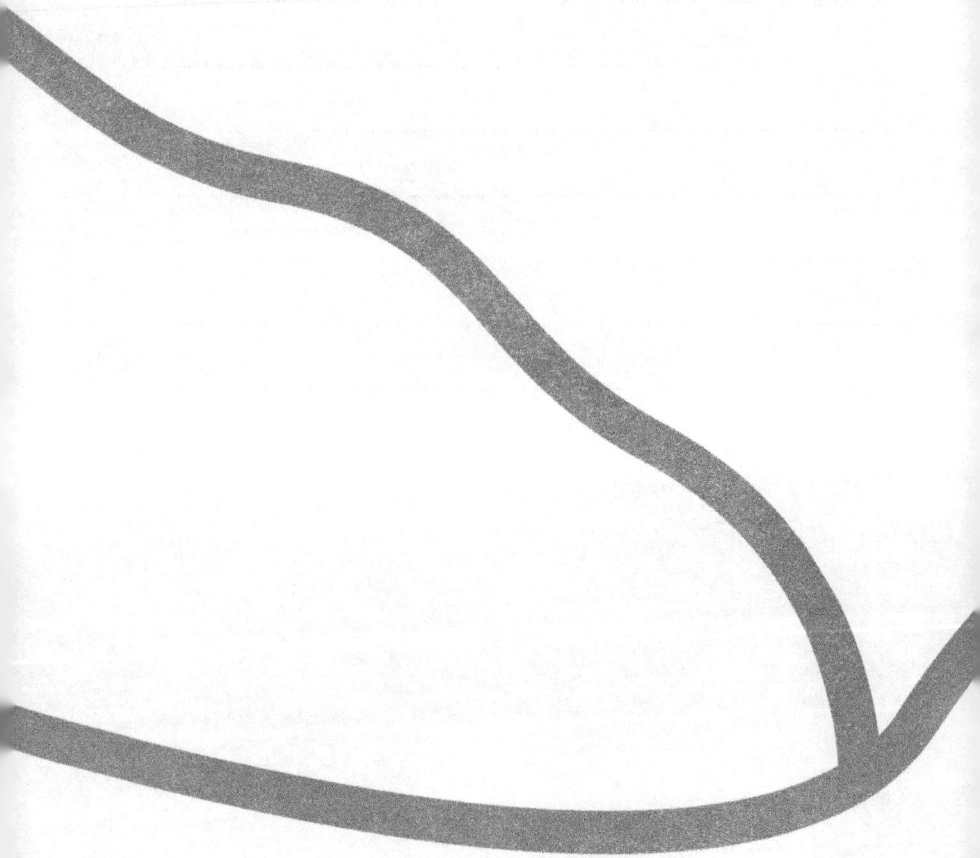

TEIL 2

Zu Sicherheit und Verbundenheit heimkehren

DAS GUTE AM autonomen Nervensystem ist, dass es sich fortwährend verändert. Alte Muster können aufgelöst und neue entwickelt werden. Unsere Reaktionen sind nicht wie in Stein gemeißelt. Wir können uns Praktiken aneignen, die es uns erleichtern, in die Regulation zurückzukehren, damit wir länger im Zustand der Sicherheit verweilen und bereit sind, uns auf die Welt einzulassen. Wir können unser Nervensystem neu ausrichten und uns an der Leichtigkeit und Flexibilität erfreuen, mit der es auf die gewöhnlichen und manchmal außergewöhnlichen Herausforderungen des Alltags reagiert.

Die Übungen in Teil 2 sollen Ihre Fähigkeit fördern, sich im Zustand der Regulation zu verankern, Ihr Sicherheitsgefühl zu erweitern und auf neue Art und Weise durch die stürmischen Gewässer der täglichen Erfahrungen zu navigieren. Einige konzentrieren sich auf Situationen, in denen sie Sicherheit suchen, während mit anderen neue Pfade angelegt werden, die das Gefühl der Verbundenheit fördern. Jede Ressource, ob auf einen akuten Bedarf oder auf einen Reorganisationsprozess zugeschnitten, ist eine Einladung, Ihr autonomes Nervensystem proaktiv zu steuern und Ihre persönliche Geschichte selbst zu gestalten.

In Sicherheit verankert

Autonome Anker sind eine verlässliche Möglichkeit, ein Gefühl der Sicherheit zu entwickeln. Sie bieten einen festen Halt, wenn Erfahrungen überwältigend erscheinen, und können eine Orientierungshilfe sein, die uns den Weg zurück in die Regulation, in unser Zuhause weist. Aber sie tauchen nicht automatisch auf. Wir müssen sie zuerst suchen und lernen, ihr Potenzial zu nutzen.

Anker finden wir im Umgang mit Menschen, die uns vertraut sind, an Orten, die wir als einladend empfinden, und bei Aktivitäten, die uns Freude bereiten.

Welche Menschen geben Ihnen das Gefühl, sicher und willkommen zu sein?

Vielleicht haben Sie ja auch ein Haustier, das diese Rolle übernimmt. Zu meinen Ankern gehören eine Freundin aus meiner Kindheit, ein Kollege und natürlich meine Katze Buddy, die immer zum Kuscheln bereit ist.

....

....

....

....

→ **Welche Orte fördern bei Ihnen ein Gefühl der Zugehörigkeit?**

Denken Sie an Orte in Ihrem alltäglichen Umfeld (Ihr Zuhause, Ihre Nachbarschaft, die Natur, der Arbeitsplatz, ein Ort der Besinnung). Mein bevorzugter Ankerplatz ist das Meer, und wenn ich nicht dort sein kann, bringt mich schon die Erinnerung an die Zeit, die ich an meinem Sehnsuchtsort verbracht habe, in den Zustand der Regulation zurück.

....

....

....

....

→ **Welche einfachen Dinge des Lebens fördern Ihr Wohlbefinden und Ihr Gefühl der Verbundenheit?**

Suchen Sie nach Möglichkeiten, einen Anker zu finden, den Sie leicht und schnell in Ihren Tagesablauf integrieren können. Ich nehme mir oft einen Moment Zeit, um aus dem Fenster zu schauen und zu beobachten, was in der Natur passiert, oder ich lege die Hand auf mein Herz und verbinde mich mit meinem Atem.

....

....

....

....

Wenn Sie Ihre Anker gefunden haben, sollten Sie es sich zur Gewohnheit machen, sich mit ihnen zu verbinden. Sie können zum Beispiel den Kontakt zu Verwandten und Bekannten, der eingeschlafen ist, wieder aufnehmen oder eine Situation Revue passieren lassen, in der Sie sich verbunden, energiegeladen und sicher verankert gefühlt haben. Das Gleiche gilt für die Kraftorte, die Sie identifiziert haben – ein erneuter Besuch oder die Erinnerung daran ebnet den Weg zurück in den Zustand der Regulation und Sicherheit.

Wenn Sie sich in eine der Aktivitäten vertiefen, die Sie als Anker aufgelistet haben, werden Sie spüren, wie Ihr autonomes Nervensystem reagiert. Denken Sie daran, dass Sie mit jedem Zugriff auf einen Anker Ihre Fähigkeit stärken, in den Regulationsmodus zurückzukehren.

Geborgen im Alltag

Es ist beruhigend zu wissen, dass uns auch ganz alltägliche Erlebnisse immer wieder die Chance bieten, uns im Zustand der Sicherheit zu verankern. Oft haben gerade die einfachen Dinge des Lebens, zu denen wir uns intuitiv hingezogen fühlen, eine regulierende Wirkung auf uns, ohne dass wir uns dessen bewusst sind, weil das autonome Nervensystem uns in diese Richtung lenkt. Wenn wir uns auf diese Erfahrung einlassen und sie zu schätzen wissen, können wir sie mit allen Sinnen genießen. Indem wir unsere Aufmerksamkeit auf die einfachen Dinge richten, die eine persönliche Bedeutung für uns haben, können wir die Kraft dieser Alltagserfahrungen nutzen.

Gibt es ein Kleidungsstück, das Ihnen das Gefühl gibt, selbstbewusst und sicher und somit in einen Kokon der Regulation eingehüllt zu sein? Haben Sie einen Lieblingspullover oder T-Shirts, Schuhe, Kopfbedeckungen oder Schmuckstücke, die Sie besonders häufig tragen? Wählen Sie diese Kleidungs- oder Schmuckstücke an Tagen aus, an denen Sie in die damit verbundene Energie eintauchen möchten. Welche vertrauten Düfte und Gerüche vermitteln Ihnen ein Gefühl von Sicherheit und Verbundenheit? Suchen Sie nach Möglichkeiten, sie in Ihrem Umfeld zu verankern (Duftöle, Zerstäuber, Duftkerzen, Körpercremes oder eine Lotion). Welche Gegenstände erinnern Sie daran, in Sicherheit verankert zu sein? Platzieren Sie diese an einem Ort, an dem Sie jederzeit einen Blick darauf werfen können. Suchen Sie sich auch ein Objekt, das

Sie in die Hand nehmen oder als Glücksbringer an Tagen mit sich tragen können, die sich für Sie als Herausforderung erweisen könnten.

Nehmen Sie sich einen Moment Zeit, um einige der einfachen Dinge des Lebens aufzulisten, die Ihnen den Weg in den Zustand der Regulation ebnen könnten.

....

....

....

....

....

....

....

....

....

....

....

....

....

....

Ehrfürchtig staunen

Ehrfurcht ist ein Gefühl, das uns ins Staunen versetzt, Neugier weckt und uns einen Moment aus dem Alltag entführt. Es lässt uns in eine Erfahrung eintauchen, in der wir Hochachtung und tiefe Wertschätzung für etwas Erhabenes empfinden, das über uns selbst hinausgeht und unseren Blick auf die Welt grundlegend verändert. Wir fühlen uns klein und als Teil eines größeren Ganzen zugleich, verbunden mit der menschlichen Gemeinschaft und der Welt, die uns umgibt.

Ehrfurcht stellt sich oft in ungewöhnlichen Momenten ein. Wir sehen etwas, das uns plötzlich innehalten und vor Ehrfurcht erschauern lässt. Ehrfurchtvolles Staunen kann uns aber auch bei ganz alltäglichen Erfahrungen erfüllen: beim Gesang eines Vogels, angesichts einer prachtvollen Blüte im Garten oder wenn wir Musik hören, die uns tief bewegt. Momente, die ehrfürchtiges Staunen auslösen, sind in unserem Alltag reichlich vorhanden. Sie bahnen dem autonomen Nervensystem den Weg in die Regulation. Diese kleinen Momente bewusst wahrzunehmen, trägt zu einem nachhaltigen Wohlbefinden bei.

→ **Rufen Sie sich eine Situation in Erinnerung, in der Sie ehrfürchtig gestaunt haben.**

Schließen Sie die Augen und lassen Sie die ganze Fülle des Erlebten an sich vorbeiziehen. Achten Sie darauf, was in Ihrem Körper geschieht und welche Gefühle und Eindrücke auftauchen. Richten Sie Ihre Aufmerksamkeit auf die Geschichte, die mit der Erinnerung verbunden ist.

....

....

....

Denken Sie an Orte, die Sie immer wieder in ehrfürchtiges Staunen versetzen – betrachten Sie diese als »Ehrfurchtsrefugien«.

→ **An welche Orte können Sie jederzeit problemlos gelangen, um einen Moment ehrfürchtigen Staunens zu erleben?**

....

....

Kleine Momente der Ehrfurcht summieren sich und formen Ihr System in Richtung Verbundenheit und Wohlbefinden.

→ **Notieren Sie in einem Satz ein Vorhaben, das Sie daran erinnert, sich in Ihrem Alltag auf Momente des ehrfürchtigen Staunens einzulassen, die Sie in Ihrem unmittelbaren Umfeld erleben.**

Mein Beschluss lautet: Ich werde jeden Tag nach Momenten Ausschau halten, die mich mit ehrfürchtigem Staunen erfüllen.

....

....

Unterwegs auf regulierten Leitungspfaden

In den Erkundungsübungen von Teil 1 des Buches haben wir das autonome Nervensystem im Zustand des Gleichgewichts erforscht. Dabei haben wir entdeckt, dass die Überlebenszustände ihre Schutzstrategien – die Kampf-oder-Flucht-Reaktion oder den Shutdown – aufgeben, wenn wir im Zustand der Regulation verankert sind, und stattdessen zusammenarbeiten, um uns ein Gefühl der Sicherheit und Verbundenheit zu geben. Dieses Wissen nutzen wir nun, um uns mit den Verbindungen zwischen den drei Zuständen »ventral«, »sympathisch gesteuert« und »dorsal« sowie der Route vertraut zu machen, der wir folgen, damit wir uns problemlos zwischen ihnen hin und her bewegen können.

Zunächst sollten Sie sich daran erinnern, dass die drei Ebenen hierarchisch geordnet sind – der ventrale Zustand führt in den sympathisch gesteuerten, auf den der dorsale folgt.

Visualisieren Sie einen Leitungspfad, der die drei Zustände verbindet und zu einer Reise einlädt, die von der Regulation in den energievollen Aktivierungsmodus und im Anschluss in den Zustand der aufbauenden Ruhe und Entspannung führt.

Vielleicht stellen Sie sich einen Spazierweg vor, eine Treppe, Brücken, die Sie überqueren, oder einen Lichtstrahl, auf dem Sie reisen. Achten Sie darauf, ob und wie sich der Leitungspfad verändert, auf dem Sie sich von einem Zustand zum nächsten bewegen.

→ **Verwenden Sie den Rahmen, um Ihren Leitungspfad mit so vielen Einzelheiten wie möglich zu beschreiben oder zu zeichnen:**

Wenn Sie Ihre Route visualisiert und beschrieben oder eingezeichnet haben, begeben Sie sich auf die Reise. Schließen Sie die Augen und stellen Sie sich bildlich vor, Sie befänden sich auf Ihrem Leitungspfad. Erkunden Sie die Stationen der Reise, die von einem Ende zum anderen führt. Passen Sie diese Vorstellung an Ihr Sicherheitsbedürfnis und an Ihre Fähigkeit an, sich mit einer gewissen Leichtigkeit vorwärts zu bewegen.

↪ **Was haben Sie bei Ihrer Reise auf dem regulierten Leitungspfad entdeckt?**

....

....

....

....

....

....

....

....

....

....

TIPP FÜR DEN ALLTAG

Kehren Sie regelmäßig zu einer Reise auf dem regulierten Leitungspfad zurück. Ihr Körper wird Ihnen jedes Mal ein Gefühl des Wohlbefindens geben und Ihr Gehirn eine Geschichte der Sicherheit und Verbundenheit beisteuern.

Auf Schutzpfaden navigieren

Die Reise auf den Schutzpfaden gestaltet sich schwieriger. Statt einer vernetzten Route, die drei konstruktiv zusammenarbeitende Zustände miteinander verbindet, verfolgen die Überlebenszustände ihre jeweils eigene Strategie und der Übergang von einer Ebene zur nächsten ist nicht immer fließend, sondern fühlt sich oft sprunghaft an. Die Orientierung am autonomen Nervensystem hilft uns, den jeweiligen Schutzzustand zu verlassen und in die Sicherheit unseres Zuhauses im Zustand der Regulation zurückzukehren. Wir lernen, auf den Schutzpfaden zu navigieren, wenn wir mit ihrer Funktionsweise vertraut und zuversichtlich sind, den Herausforderungen der Reise gewachsen zu sein, sodass sie uns weniger angsteinflößend und überwältigend vorkommen. Jedes Mal, wenn wir unsere Aufmerksamkeit auf den Weg durch die Schutzzone und zurück in die Regulationszone richten, vertiefen wir unsere Fähigkeit, die einzelnen Etappen der Reise zu bewältigen.

Auch wenn es kontraintuitiv sein mag, den Regulationszustand willentlich zu verlassen und sich auf die energiegeladene Aktivierung des Überlebenszustands einzulassen, bietet diese Übung eine Möglichkeit, die Route vom Sicherheitszustand in die Schutzzustände zu erkunden und Sicherheitsmaßnahmen hinzuzufügen, mit denen sich die Erfahrung besser kontrollieren lässt.

Visualisieren Sie zunächst den Leitungspfad, der vor Ihnen liegt, wenn Sie den Zustand der Regulation verlassen und in den energiegeladenen Kampf-oder-Flucht-Modus eintreten.

Vielleicht sehen Sie einen steilen Wanderweg, eine Strickleiter oder einen Lichtstrahl vor sich. Nehmen Sie sich die Zeit, mit den Vorstellungsbildern zu experimentieren, bis Sie etwas finden, was für Sie passt. Fügen Sie nun Elemente hinzu, die dazu beitragen, Ihre Kräfte gut einzuteilen und einen freien Fall in den Überlebenszustand zu verhindern. Sie können auch eine Station einbauen, an der Sie eine Pause machen, Handläufe oder Klettergurte anbringen. Spielen Sie mit den Sicherheitsvorkehrungen, bis Sie eine Möglichkeit finden, die Reisegeschwindigkeit zu verlangsamen, oder das Gefühl haben, über ein gewisses Maß an Kontrolle zu verfügen, statt automatisch in den Kampf-oder-Flucht-Modus zu geraten.

→ Beschreiben oder zeichnen Sie Ihren Leitungspfad mit so vielen Einzelheiten wie möglich:

Stellen Sie sich nun den Leitungspfad vor, der vom Kampf-oder-Flucht-Modus in den Shutdown führt.

Der Pfad, der auf die nächsttiefere Ebene führt, kann sich nahtlos fortsetzen oder völlig anders aussehen. Fügen Sie Elemente hinzu, die Ihnen helfen, den Abstieg zu bewältigen, und einen Absturz in den Kollaps verhindern.

→ **Beschreiben oder zeichnen Sie diesen Leitungspfad so detailliert wie möglich:**

Und zum Schluss stellen Sie sich den Leitungspfad vor, der in den Zustand der Sicherheit und Verbundenheit zurückführt.

Visualisieren Sie die Route, die aus dem Kollaps hinausführt, an der Kampf-oder-Flucht-Zone vorbei verläuft und im Zustand der Regulation endet. Fügen Sie alle Elemente hinzu, die Sie brauchen, um die Reise auf diesem Leitungspfad so erträglich wie möglich zu gestalten.

Beschreiben oder zeichnen Sie Ihren Leitungspfad, so detailliert es geht:

Kehren Sie immer wieder auf diesen Leitungspfad zurück, um sich bewusst aus dem sicheren Zustand der Verbundenheit zu lösen, ohne dass Sie automatisch in den Überlebensmodus geraten, und die Rückreise zur Regulation anzutreten. In Situationen, die Sie aus dem Zustand der Regulation bringen, werden Ihre Reaktionen mit zunehmender Übung gemäßigter und die Erholungsphase tritt schneller ein.

Aufbauend und erschöpfend

Der Alltag bringt regelmäßig Momente mit sich, die Kraft spenden oder Kraft kosten. Manche Menschen, Orte und Aktivitäten nehmen wir als aufbauend und andere als erschöpfend, als »auslaugend« wahr. Der Balanceakt zwischen aufbauenden und erschöpfenden Situationen prägt unsere Erfahrungen und trägt zur Gesamtbewertung des Tagesverlaufs bei. Es ist für das tagtägliche Wohlbefinden unerlässlich, dafür zu sorgen, dass die auslaugenden Erfahrungen nicht überwiegen.

Welche Erfahrungen sind für Sie aufbauend oder erschöpfend? Wie wirken sie sich aus?

Denken Sie an eine Situation zurück, in der Sie sich ausgelaugt fühlten. Welche Auswirkungen hatte diese Erfahrung auf Ihren Körper, Ihr Verhalten und Ihre Überzeugungen?

....

....

....

....

....

Denken Sie nun an eine aufbauende Erfahrung zurück. Welche Auswirkungen hatte sie auf Ihren Körper, Ihr Verhalten und Ihre Überzeugungen?

....

....

....

....

....

Rufen Sie sich eine Situation aus jüngster Vergangenheit in Erinnerung und listen Sie alle aufbauenden und erschöpfenden Erfahrungen an diesem Tag auf.

Aufbauend	Erschöpfend

Vergleichen Sie nun die beiden Listen. Würden Sie diesen Tag unterm Strich als aufbauend oder erschöpfend bezeichnen?

....

....

....

....

....

So wie ich

Diese Übung trägt dazu bei, vom »Ich-Gefühl« zum »Wir-Gefühl« zu kommen – mit Aussagen, die darauf hinweisen, was uns Menschen verbindet, statt darauf, was uns trennt. Jeder hat einen Körper, einen Geist, Gefühle und Gedanken, hat Freud und Leid erfahren, will gesund sein und sich geliebt fühlen. Die Übung fördert die Erkenntnis, dass das autonome Nervensystem aller Menschen gleich strukturiert, organisiert und aktiviert ist. Wenn wir diese Ähnlichkeiten wahrnehmen, können wir Bewertungen hintanstellen und Empathie entwickeln. Hier einige Aussagen aus meinem Repertoire:

- Genau wie ich kann diese Person warmherzig und zugewandt sein.
- Genau wie ich kann sich diese Person abschotten und in der Versenkung verschwinden.
- Genau wie ich kann diese Person leicht in Wut geraten.
- Genau wie ich hat diese Person Momente der Regulation und den Wunsch nach Verbundenheit.

Halten Sie nun Ihre eigenen Aussagen schriftlich fest.

Denken Sie an Ihre autonomen Reaktionen in Situationen, die von einem Gefühl der Sicherheit, Wut, Angst oder Abkopplung geprägt waren, in denen Sie zugewandt waren oder andere ausgeschlossen haben.

Genau wie ich kann/hat diese Person (sich) ....

....

Genau wie ich kann/hat diese Person (sich) ....

....

Genau wie ich kann/hat diese Person (sich) ....

....

Genau wie ich kann/hat diese Person (sich) ....

....

Genau wie ich kann/hat diese Person (sich) ....

....

Probieren Sie diese Übung mit einer Person aus, die Ihnen nahesteht. Machen Sie sich Ihre Aussagen bewusst und sprechen Sie diese laut nach. Achten Sie darauf, welche Gefühle und Geschichten dabei in Ihrem Inneren auftauchen.

Wenn Sie bereit sind, sich einer kleinen Herausforderung zu stellen, denken Sie an eine Person, mit der Sie Probleme haben. Sprechen Sie Ihre Aussagen laut nach und achten Sie darauf, welche Gefühle und Geschichten dabei in Ihrem Inneren auftauchen.

Machen Sie es sich zur Gewohnheit, Menschen auf diese Weise zu betrachten, und Sie werden mit der Zeit feststellen, dass es Ihnen leichter fallen wird, anderen empathisch zu begegnen.

Wie Sie eine Verbindung aufbauen können, hören Sie in der englischsprachigen Audio-Praxis »Just like Me« unter soundstrue.com/the-nervous-system-workbook-bonus.

Die Kunst des Genießens

Dieses Ritual des Genießens trägt dazu bei, die Erfahrung der Sicherheit und Regulation bestmöglich auszuschöpfen. Es geht dabei einmal mehr um die Fähigkeit, auch die kleinen Dinge des Alltags wahrzunehmen und zu feiern. Wenn wir uns dieser Erfahrungen bewusst werden und unsere Aufmerksamkeit auf sie richten, sind die Vorteile sofort spürbar, weil wir uns im Zustand der Sicherheit verankert fühlen, aber auch langfristig wirksam, weil wir unser körperliches und emotionales Wohlbefinden auf Dauer verbessern.

Erinnern Sie sich noch daran, wie es war, als Sie das letzte Mal etwas Köstliches gegessen, etwas Wundervolles gesehen oder sich für etwas begeistert haben?

Vielleicht haben Sie gedacht: »Wie kann ich mir dieses Gefühl bewahren?« Das gelingt Ihnen, wenn Sie sich das Ritual des Genießens mit der folgenden Übung zu eigen machen. Sie trägt dazu bei, die Wirkung einer erinnerungswürdigen Erfahrung um ein Vielfaches zu verstärken, wenn wir unsere Aufmerksamkeit bis zu dreißig Sekunden lang bewusst darauf richten.

Wir genießen vertieft die Wahrnehmung dieser positiven Momente, aber oft tauchen negative Gedanken auf, die den Ablauf stören, zum Beispiel »Ich verdiene es nicht, mich gut zu fühlen«, »Wenn ich es mir gut gehen lasse, fordere ich Unheil heraus« oder

»Es ist nicht fair, dass ich glücklich bin, während andere leiden«. Welche negativen Gedanken gehen Ihnen am häufigsten durch den Kopf? Wenn ein Gedanke den Genuss unterbricht, beenden Sie die Übung und versuchen Sie es später erneut. Mit der Zeit wird sie Ihnen leichter fallen, und die Gedanken, die eine dämpfende Wirkung haben, schleichen sich seltener ein. Sobald Sie mit der Übung beginnen, werden Sie im Verlauf des Tages immer wieder Momente entdecken, die den Wunsch in Ihnen wecken, innezuhalten und die Erfahrung zu genießen.

Die Übung, die aus drei Schritten besteht, lässt sich problemlos in jeden Alltagsablauf integrieren:

- **Richten Sie Ihre Aufmerksamkeit auf einen Augenblick der Sicherheit, Verbundenheit oder Regulation.** Halten Sie inne und nehmen Sie ihn mit allen Sinnen wahr, gleich, ob aktuell oder rückblickend am Ende eines Tages.
- **Würdigen Sie diesen Augenblick.** Bleiben Sie mit Ihrer Aufmerksamkeit bei dieser Erfahrung.
- **Erweitern Sie die Erfahrung.** Fokussieren Sie Ihre Aufmerksamkeit zwanzig bis dreißig Sekunden lang darauf. Spüren Sie der ganzen Fülle des Augenblicks nach – den optischen und akustischen Merkmalen, Gefühlen, Körperempfindungen und der damit verbundenen Geschichte.

Wir genießen diese Erfahrungen noch mehr, wenn wir sie im Blick behalten. Sie könnten sie in einem »Tagebuch der Freude« nachverfolgen, eine fortlaufende Liste in einem Notizbuch anlegen oder jeden Tag einen entsprechenden Eintrag in Ihrem Kalender machen. Was wäre Ihnen am liebsten?

Diese erinnerungswürdigen Erfahrungen werden zusätzlich

vertieft, wenn wir sie mit anderen teilen. Beim Erzählen werden die genussvollen Momente wieder lebendig und erfüllen uns mit der Energie der Sicherheit und Verbundenheit.

Mit wem würden Sie die genussvollen Erfahrungen gern teilen?

....

....

....

....

Und jetzt versuchen Sie es selbst. Stellen Sie sich einen genussvollen Augenblick vor, halten Sie ihn schriftlich fest und teilen Sie ihn mit einer Person Ihrer Wahl.

....

....

....

....

....

....

....

....

....

Das SAFE-Archiv

Bei dieser Übung, mit der Sie eine Regulationserfahrung auf Anhieb aus dem Gedächtnis abrufen und nachvollziehen können, wurden die Anfangsbuchstaben der vier Elemente, aus denen sie besteht – Story, Action, Feeling und Embodied Sensation (Geschichte, Handlung, Gefühle und verkörperte Empfindungen) –, zum einprägsamen Akronym SAFE zusammengesetzt. Wie bei der »Kunst des Genießens« trägt die Übung dazu bei, Momente der Freude und Verbundenheit zu vertiefen und zu erweitern. Mithilfe des SAFE-Archivs, in dem Ihre persönlichen Erfahrungen dokumentiert sind, kehren Sie in den Zustand der Sicherheit und Verbundenheit zurück, der in der jeweiligen Situation präsent war, und stärken Ihre Fähigkeit zur Selbstregulation.

Wählen Sie eine Erfahrung für das SAFE-Archiv aus.

Genau wie beim »Ritual des Genießens« greifen Sie eine Situation heraus, in der Sie Glück, Leichtigkeit, inneren Frieden, Freude, spielerische Impulse oder andere positive Emotionen verspürt haben, die mit einem Gefühl der Sicherheit einhergingen.

Beschreiben Sie die vier SAFE-Elemente.

Welche Geschichte möchten Sie gern Revue passieren lassen?

Story (Geschichte) ....

Richten Sie Ihre Aufmerksamkeit auf die Ereignisse und Aktivitäten, die in Ihrer Vorstellung auftauchen.

Action (Handlung) ....

Welche Gefühle stellen sich ein, wenn Sie sich in die Geschichte der Sicherheit zurückversetzen?

Feeling (Gefühl(e)) ....

Wie macht sich die Geschichte der Sicherheit in Ihrem Körper bemerkbar?

Embodied Sensation (verkörpertes Gefühl) ....

....

....

....

Versehen Sie Ihre Geschichte mit einer Überschrift, die diese Erfahrung repräsentiert.

Ihr Titel sollte aus wenigen Worten bestehen, die den Moment beschreiben. Einige meiner Favoriten sind »Sand Dollar Beach«, »Sanfter Regen« und »Buddy und ich«.

Überschrift: ....

Lesen Sie die Überschrift noch einmal durch, spüren Sie den vier Elementen der Geschichte nach und tauchen Sie in Ihre Erinnerung ein.

Sie können dieses Format nutzen, um Ihre SAFE-Geschichten zu sammeln und in einem Archiv abzulegen, sodass Sie immer dann auf diese wichtigen Dokumente zugreifen können, wenn Sie sich wieder in Sicherheit verankern möchten. Diese Erfahrungen sind bereits in Ihrem Körper-Geist-Gedächtnis abgespeichert und jederzeit abrufbereit.

Das Erweiterungs-Stress-Kontinuum

Haben Sie auch schon mal gedacht, dass Sie dringend eine Pause einlegen sollten, die Warnung aber in den Wind geschlagen und dadurch Chaos angerichtet? Oder sich gesagt, dass Rom auch nicht an einem Tag erbaut wurde, sich aber angetrieben, eine Aufgabe zu Ende zu bringen, sodass Sie tags darauf völlig erledigt waren? Wenn wir das Gefühl haben, uns mit Brachialgewalt den Weg durch eine Erfahrung bahnen oder um jeden Preis Ergebnisse erzielen zu müssen, belasten wir unser autonomes Nervensystem und ignorieren Dysregulationssignale. Ein solches Verhalten ist nicht mehr auf ein Veränderungsbedürfnis zurückzuführen, sondern auf Versagensangst, und deshalb bleiben wir in den altüberlieferten Schutzmustern stecken. Um sich daraus zu befreien, gilt es, die Reaktionsmuster des autonomen Nervensystems schrittweise umzugestalten. Das Ziel besteht darin, sich einer Herausforderung zu stellen, die neu für uns ist – eine neue Verhaltensweise, eine neue Reaktion, eine neue Geschichte –, aber gleichzeitig das Gefühl zu haben, sicher im Zustand der Regulation verankert zu sein.

Das Erweiterungs-Stress-Kontinuum fördert die Erkenntnis, wann wir uns in einem positiven Veränderungsprozess befinden und wann wir uns zwingen, über unsere Grenzen hinauszugehen, sodass wir die alten Gewohnheiten verstärken, statt einen Wandel einzuleiten.

Beantworten Sie die Fragen und notieren Sie Ihre Erfahrungen im entsprechenden Rahmen:

- Wie geht es Ihnen am Ausgangspunkt des Erweiterungsbereichs, an dem Sie aktiv werden und eine Veränderung anstreben, wie geringfügig auch immer? Wie macht Ihr autonomes Nervensystem Sie darauf aufmerksam, dass es Sie bei diesem Prozess unterstützt und mit im Boot ist, um den Wandel einzuleiten?
- Nehmen Sie wahr, wie es sich anfühlt, einen Moment innezuhalten und die Veränderung zu genießen. Welche Anzeichen weisen auf den Aufbau eines neuen Musters hin?
- Finden und erkunden Sie den Kipppunkt, an dem der Stressbereich beginnt, und machen Sie sich mit den Facetten dieser Erfahrung vertraut. Woran erkennen Sie, dass Sie beim Aufbau eines neuen Musters zu viel Druck gemacht haben?
- Gehen Sie zum Kipppunkt über, der zum Überlebensbereich führt. Woran erkennen Sie, dass Sie eingeschliffene Gewohnheiten verstärken und in den altüberlieferten Schutzmustern feststecken?

Die Anzeichen zu erkennen, die auf Erweiterung, Genießen, Stress und Überleben hinweisen, trägt dazu bei, Entscheidungen zu treffen, die den Wandel unterstützen. Greifen Sie auf diese Übung zurück, wenn Sie sich zu viel Druck machen oder Hilfe bei Herausforderungen benötigen, die zu Veränderungen führen.

Eine weiterführende englischsprachige Audio-Praxis – »Both/And Shaping« – dazu finden Sie unter soundstrue.com/the-nervous-system-workbook-bonus.

Erweiterung

Genießen

Stress

Überleben

Reaktionsmuster verändern und vertiefen

Die Verankerung im Zustand der Sicherheit beginnt mit fokussierter Aufmerksamkeit. Wenn wir fest entschlossen sind, unser autonomes Nervensystem als Verbündeten zu gewinnen, können wir in Dialog mit ihm treten, um Stress auslösende Reaktionsmuster aufzudecken und aufbauende zu vertiefen.

Denken Sie über Gewohnheiten und Routinen in Ihrem Alltag nach. Welche sind nicht mehr hilfreich? Oft gehen wir zu spät ins Bett, trinken mehr Kaffee, als uns guttut, verbringen zu viel Zeit in den sozialen Medien, haben Hemmungen, Grenzen zu setzen, oder sagen Ja, obwohl wir eigentlich lieber Nein gesagt hätten.

Lassen Sie einmal die vergangene Woche vor Ihrem inneren Auge Revue passieren und achten Sie auf Reaktionsmuster, die hinderlich sind.

....

....

....

....

....

Welche Reaktionsmuster möchten Sie vertiefen? Haben Sie gesunde Schlafgewohnheiten entwickelt? Genießen Sie den Kontakt zu Freundinnen und Freunden? Finden Sie regelmäßig Raum für Spiel und Spaß? Haben Sie das Prinzip der Achtsamkeit in Ihr Leben integriert?

Lassen Sie einmal die vergangene Woche vor Ihrem inneren Auge Revue passieren und achten Sie auf Reaktionsmuster, die Ihr Wohlbefinden unterstützen.

Werfen Sie einen Blick auf Ihre Liste der positiven Reaktionsmuster und nehmen Sie sich einen Moment Zeit, sie zu feiern! Werfen Sie nun einen Blick auf Ihre Liste der Verhaltensmuster, die Sie gern ändern würden. Keine Sorge: Zu erkennen, welche nicht mehr hilfreich sind, ist der erste Schritt zur Entwicklung neuer Gewohnheiten, die Ihrem Wohlbefinden dienen.

Urteilsvermögen

Sicher haben auch Sie schon einmal auf ein bestimmtes Erlebnis zurückgeblickt und gedacht: »Oje, da habe ich aber überreagiert!« Oder Sie haben sich bei der Erinnerung an einen Vorfall schlecht gefühlt und sich gefragt, warum Sie sich so und nicht anders verhalten haben. Eine Reaktion, die unverhältnismäßig erscheint – zu forsch oder zu verhalten –, enthält oft einen Hinweis aus unserer Vergangenheit, der in der Gegenwart wieder auftaucht. Wir ärgern uns, wenn wir Kaffee verschütten, erschrecken, wenn ein Auto hupt, oder gehen auf Distanz, wenn jemand in unserem Umfeld laut wird. Manche Reaktionen scheinen im Hier und Jetzt verankert zu sein, dem gegenwärtigen Moment angepasst. Wir sind frustriert, wenn das Essen anbrennt, fürchten, zu spät zu kommen, wenn wir im Stau stecken, und suchen das Weite, wenn in unserem Umfeld ein Streit ausbricht. Es ist von Vorteil, unterscheiden zu können, ob eine Reaktion in der Vergangenheit oder in der Gegenwart verwurzelt ist.

Denken Sie an einige Ihrer Erfahrungen aus jüngerer Zeit zurück. Wählen Sie eine davon aus, um herauszufinden, ob Ihre Reaktion in dieser Situation verhältnismäßig war, das heißt, den Anforderungen des Augenblicks entsprach.

Der Begriff »verhältnismäßig« anstelle von »angemessen« besagt, dass unser autonomes Nervensystem eine Situation nicht nach

Bedeutung oder Beweggründen beurteilt, sondern eine Reaktion auslöst, die auf seiner Einschätzung der Sicherheitslage beruht. Beschreiben Sie die Erfahrung Ihrer Wahl:

Fragen Sie sich nun: »War mein Reaktionsniveau in diesem Moment, an diesem Ort, bei dieser Person [oder Gruppe] verhältnismäßig?« Lautet die Antwort Ja, waren Sie wahrscheinlich im gegenwärtigen Augenblick verankert und Ihre Reaktion war eine gute Orientierungshilfe für Ihre Entscheidungen.

Nehmen Sie sich einen Augenblick Zeit, um zu würdigen, wie Ihr Nervensystem Sie unterstützt hat.

Lautet die Antwort Nein, suchen Sie nach einem Hinweis aus der Vergangenheit, der Sie aus der Gegenwart gerissen und in ein altes Reaktionsmuster geführt hat. Vielleicht gab es irgendetwas in Ihrer unmittelbaren Umgebung, das Sie an eine Gefahr aus früherer Zeit erinnert hat, oder das Aussehen, die Sprechweise oder bestimmte Bewegungen einer Person haben Sie an jemanden erinnert, in dessen Gegenwart Sie sich unsicher gefühlt haben.

Notieren Sie alle Gefahrenhinweise, die sich in der Vergangenheit und der Gegenwart ähneln.

....

....

....

....

....

....

....

Machen Sie es sich zur Gewohnheit, Ihr Urteilsvermögen mithilfe dieser Übung zu schärfen, um eine Erfahrung besser einschätzen zu können. Dies kann eine Herausforderung sein, wenn Sie sich in einer Situation befinden, in der Sie sofort reagieren müssen. Es ist einfacher, wenn Sie gelernt haben, auf eine Erfahrung zurückzublicken und Ihre Reaktion im Nachhinein zu analysieren. Mit der Zeit entwickeln Sie ein Gespür für überkommene Reaktionsmuster, die in der Gegenwart obsolet sind, und es fällt Ihnen leichter, eine neue Richtung einzuschlagen.

Ich bin so …, dass ich am liebsten …

Wir haben oft Gedanken, die der Satzstruktur folgen:

Ich bin so .... (Gefühl), dass ich

am liebsten .... (Handlungsimpuls).

Zum Beispiel »Ich bin so erschöpft, dass ich am liebsten aufgeben würde«, »Ich bin so wütend, dass ich am liebsten laut schreien würde«, »Ich bin so panisch, dass ich am liebsten weglaufen würde« oder »Ich bin so glücklich, dass ich am liebsten die ganze Welt umarmen würde«. Mit jeder dieser Aussagen sendet uns das autonome Nervensystem eine Botschaft. Die erste Aussage leitet sich aus einem Zustand des Kollapses, die zweite aus der Energie der Kampfreaktion, die dritte aus der Energie der Fluchtreaktion und die vierte aus der Erfahrung der Regulation und Verbundenheit her. Wenn wir die Überlebensmuster erkennen, können wir beginnen, sie durch sanfte Prägung auf den Weg in Richtung Sicherheitszustand zu bringen. Wenn wir die Sicherheitsmuster erkennen, können wir diese tiefer im Zustand der Verbundenheit verankern.

Nun sind Sie an der Reihe. Notieren Sie vier persönliche Aussagen, die Ihren jeweiligen Zustand beschreiben.

Aus dem Zustand der Abkopplung und des Kollapses:

Ich bin so .... , dass ich

am liebsten ....

Aus dem Zustand der Wut:

Ich bin so .... , dass ich

am liebsten ....

Aus dem Zustand der Angst:

Ich bin so .... , dass ich

am liebsten ....

Aus dem Zustand der Sicherheit und Verbundenheit:

Ich bin so .... , dass ich

am liebsten ....

Nun behalten Sie den Anfang der Aussage bei (Gefühl = Ich bin so ...), notieren aber für jede Zustandsbeschreibung ein neues Ende (Handlungsimpuls = ... dass ich am liebsten).

Welche neuen Reaktionsmuster könnten Sie erkunden, die hilfreicher sind, um aus dem Zustand der Abkopplung und des Kollapses herauszufinden, die Intensität der Wut oder Angst einzudämmen und das Gefühl der Sicherheit und Verbundenheit zu vertiefen?

Zum Beispiel könnten Sie den Satz »Ich bin so erschöpft, dass ich am liebsten aufgeben würde« in »Ich bin so erschöpft, dass ich mir jetzt am liebsten eine Ruhepause gönnen würde« umwandeln. Statt »Ich bin so wütend, dass ich am liebsten laut schreien würde«, könnten Sie sich sagen: »Ich bin so wütend, dass ich mich jetzt am liebsten so lange ausklinken würde, bis ich mich beruhigt habe.« Und statt »Ich bin so panisch, dass ich am liebsten weglaufen würde«, könnten Sie mit »Ich bin so panisch, dass ich jetzt am liebsten nach einem freundlichen Gesicht Ausschau halten würde« eine andere Reaktion in Betracht ziehen. Und »Ich bin so glücklich, dass ich am liebsten die ganze Welt umarmen würde«, ließe sich ebenfalls positiv verstärken, zum Beispiel: »Ich bin so glücklich, dass ich mich am liebsten sofort mit meinen Freundinnen treffen möchte, um ihnen die Neuigkeit zu erzählen.«

Aus dem Zustand der Abkopplung und des Kollapses:

Ich bin so .... , dass ich

am liebsten ....

Aus dem Zustand der Wut:

Ich bin so .... , dass ich

am liebsten ....

Aus dem Zustand der Angst:

Ich bin so .... , dass ich

am liebsten ....

Aus dem Zustand der Sicherheit und Verbundenheit:

Ich bin so .... , dass ich

am liebsten ....

Mit dieser Methode können Sie Reaktionsmuster schnell und problemlos unter die Lupe nehmen und damit beginnen, sie durch eine sanfte Prägung umzuwandeln. Wenn Sie sich sagen hören:

Ich bin so .... , dass ich

am liebsten .... ,

nutzen Sie die Gelegenheit, um Ihre Aufmerksamkeit auf den Beginn der Aussage zu richten, sie ein wenig umzuformulieren und nach einem anderen Ende zu suchen.

Wenn-dann-Aussagen

Wenn-dann-Aussagen fördern die Entwicklung eines Plans, wann, wo und wie wir auf eine Situation reagieren können. Sie richten die Aufmerksamkeit auf unsere Erfahrungen, indem sie Hinweise und Reaktionsmuster miteinander verknüpfen und es vereinfachen, dysregulierende Situationen frühzeitig zu erkennen und entschlossen zu handeln. Wenn-dann-Aussagen geben Aufschluss über Menschen, Orte und Ereignisse, die unsere Fähigkeit herausfordern, im Zustand der Regulation zu bleiben.

Denken Sie an eine Situation, in der es Ihnen schwerfiel, in einem Zustand der Sicherheit und Verbundenheit zu bleiben.

Würden Sie gern anders reagieren, und wenn ja, wie? Betrachten Sie die Aussage »Wenn das geschieht, dann werde ich ...« als Rahmenkonzept, um sich ein konkretes Ziel zu setzen. Zum Beispiel:

- Menschen: **Wenn** ich mich wieder einmal von meiner Familie genervt fühle, **dann** werde ich meinen Glücksstein berühren, den ich vorsorglich bei mir trage, um gelassener zu werden.
- Ort: **Wenn** ich einen Raum betrete, in dem Gedränge herrscht, **dann** werde ich vorsorglich darauf achten, dass ich mich in der Nähe des Ausgangs aufhalte.

- **Ereignis: Wenn** mir meine To-do-Liste endlos vorkommt, **dann** werde ich sie in kleinere Aufgabenbereiche unterteilen und vorsichtshalber regelmäßig eine kurze Pause einlegen.

Nun sind Sie an der Reihe.

Menschen:

Wenn .... geschieht,

dann werde ich ....

....

Ort:

Wenn .... geschieht,

dann werde ich ....

....

Ereignis:

Wenn .... geschieht,

dann werde ich ....

....

Wenn-dann-Aussagen sind auch eine gute Option in Situationen, in denen Sie Ihre Erfahrungen der Sicherheit und Verbundenheit vertiefen wollen. Zum Beispiel:

- **Menschen:** **Wenn** ich mit meinen Freundinnen und Freunden zusammen bin, **dann** werde ich ihnen sagen, wie viel mir unsere Freundschaft bedeutet.
- **Ort:** **Wenn** ich draußen in der freien Natur bin, **dann** werde ich einen Moment innehalten, um die Schönheit zu genießen.
- **Ereignis:** **Wenn** ich einen besonders erfolgreichen Arbeitstag hatte, **dann** werde ich ihn mit einem Stern in meinem Kalender markieren und feiern.

Nun denken Sie an eine Situation, in der Sie Ihr neues Reaktionsmuster stärker verankern möchten. Setzen Sie sich mithilfe des Wenn-dann-Rahmenkonzepts ein konkretes Ziel.

Menschen:

Wenn .... geschieht,

dann werde ich ....

....

....

Ort:

Wenn .... geschieht,

dann werde ich ....

....

....

Ereignis:

Wenn .... geschieht,

dann werde ich ....

....

....

....

....

Einstimmen, Verinnerlichen, Zuwenden

Mit den drei Schritten Einstimmen, Verinnerlichen und Zuwenden haben wir eine wirksame Methode zur Hand, um unser autonomes Nervensystem optimal zu unterstützen. Damit verfolgen wir ein doppeltes Ziel: Zum einen erkennen wir, wann wir in den Überlebenszustand geraten und was erforderlich ist, um in die Regulation zurückzufinden. Zum anderen vertiefen wir die Wahrnehmung der Erfahrung, in Sicherheit verankert zu sein. Die ersten beiden Schritte, Einstimmen und Verinnerlichen, verbinden uns mit dem Geschehen im autonomen Nervensystem, während der dritte Schritt, das Zuwenden, die dabei gewonnenen Informationen als Orientierungshilfe für die Einleitung geeigneter Maßnahmen nutzt.

Einstimmen: In welchem Zustand befinden Sie sich gerade? Fühlen Sie sich sicher und verbunden? Panisch oder wütend? Abgekoppelt oder abgeschottet?

....

....

....

....

Verinnerlichen: Halten Sie nach Sicherheits- und Gefahrenhinweisen Ausschau. Was geschieht in Ihrer Umgebung? Welche Gefühle rufen die Menschen in Ihrem unmittelbaren Umfeld bei Ihnen hervor?

Zuwenden: Wenn Sie sich im Zustand der Dysregulation befinden: Was können Sie tun, um auf den Weg in den Zustand der Sicherheit und Regulation zu gelangen? Wenn Sie sich sicher und verbunden fühlen: Was können Sie tun, um in diesem Zustand ein wenig länger zu verweilen? Was würde Ihr autonomes Nervensystem brauchen, um sich in diesem Augenblick unterstützt zu fühlen?

Rückkehr und Reflexion

Wohlbefinden wird nicht durch ein Nervensystem definiert, das sich ständig im Zustand der Regulation befindet. Ein Nervensystem, das Wohlbefinden mit sich bringt, kann durchaus zu Fehlsteuerungen neigen, aber es bleibt nicht im Überlebensmodus stecken, sondern findet in den Zustand der Regulation zurück. Welche subtilen Veränderungen haben Sie heute bemerkt? Gab es tiefgreifende Erfahrungen, die einen Wechsel vom Sicherheits- in den Überlebenszustand ausgelöst haben? Nehmen Sie sich einen Moment Zeit, um über die autonome Reise nachzudenken, die Sie zum gegenwärtigen Moment geführt hat. Wenn wir unser Nervensystem unterstützen und mehr Raum für Sicherheit und Verbundenheit schaffen, sollten wir Vertrauen in unsere Fähigkeit haben, zu reagieren und in den Zustand der Regulation zurückzukehren. Lassen Sie die Erfahrung Revue passieren, denken Sie darüber nach. Und machen Sie sich bewusst, dass diese Flexibilität ein Zeichen für ein gesundes Nervensystem ist.

Probieren Sie diese drei Schritte anhand einer Erfahrung aus, die Sie heute gemacht haben:

Reaktion: Halten Sie sich eine Situation vor Augen, die Sie als einschneidend empfunden haben. Wie haben Sie darauf reagiert? Wohin hat Ihr Nervensystem Sie geführt?

....

....

....

....

Rückkehr zur Regulation: Rufen Sie sich das Gefühl der Rückkehr und Verankerung im Zustand der Regulation ins Gedächtnis zurück.

....

....

....

....

Reflexion: Denken Sie über die Erfahrung nach. Was können Sie aus der Reaktionsweise Ihres Nervensystems lernen?

....

....

....

....

Raus aus alten Mustern

Es ist eine weit verbreitete Erfahrung, in einem Schutzmuster steckenzubleiben, aus dem es keinen Ausweg zu geben scheint. In einer solchen Situation ist Bewegung, sei es physisch oder in Ihrer Vorstellung, eine bewährte Methode, um das Gefühl der Ausweglosigkeit zu erforschen und sich aus der Falle zu befreien. Durch die Wiederholung von Bewegungsabläufen, wie die Hand zur Faust zu ballen und wieder zu öffnen oder im Kreis umherzugehen, können Sie die Erfahrung nachvollziehen, einschließlich der Gefühle und Geschichten, die damit verbunden sind. Wenn Sie mit einer kleinen Veränderung der Bewegung das Muster durchbrechen, verändern sich auch die damit assoziierten Gefühle und Geschichten.

Wählen Sie ein Muster, das Ihr Gefühl repräsentiert, in der Falle zu sitzen, und das Sie ändern wollen.

Entwickeln Sie ein Bewegungsmuster, das Ihr Gefühl symbolisiert, in der Falle zu sitzen.

Sie können zum Beispiel die Arme abwechselnd ausstrecken und wieder zurückziehen, den Kopf von einer Seite zur anderen drehen oder auf und ab gehen. Spielen Sie mit den Bewegungen, um herauszufinden, was am besten Ihrem Gefühl entspricht, in einem Muster gefangen zu sein. Eine besonders einprägsame Bewegung war für mich, ständig einen Schritt vor und zurück zu machen, sodass ich eindrücklich nachempfinden konnte, wie es sich anfühlt, auf der Stelle zu treten, nicht voranzukommen.

Führen Sie das Bewegungsmuster aus (konkret oder nur in Ihrer Vorstellung) und wiederholen Sie es mehrmals.

Welche Gefühle tauchen dabei auf? Welche Geschichte bekommen Sie innerlich zu hören?

....

....

....

Wandeln Sie die Bewegung nun in einer Weise ab, die zur Auflösung des Musters beiträgt.

Ich habe in meinem Beispiel oben einen Schritt zur Seite statt ständig vor und zurück gemacht.

Wie wirkt sich das neue Bewegungsmuster auf Ihre Gefühle und Ihre Geschichte aus?

....

....

....

Wechseln Sie zwischen dem alten und dem neuen Bewegungsmuster hin und her. Spüren Sie dem Gefühl nach, in der Falle zu sitzen und sich aus ihr zu befreien.

Sich in Sicherheit atmen

Wir gelangen in den Zustand der Regulation und Sicherheit, wenn Herz und Atmung harmonisch aufeinander abgestimmt sind. Es handelt sich um einen Prozess, der automatisch abläuft und vom autonomen Nervensystem gesteuert wird, sich aber gezielt beeinflussen lässt. Wenn wir unsere Aufmerksamkeit bewusst auf die Atmung lenken, können wir ihre Kraft nutzen, um unser Nervensystem auf dem Weg zu Sicherheit und Regulation zu unterstützen.

Dem Atem folgen: Finden Sie Stellen an Ihrem Körper, an denen Sie Ihre Atembewegungen spüren können, zum Beispiel im Bauchraum, im Brustkorb, im Herzen, in der Kehle, unterhalb des Brustbeins, in den seitlichen Rippen oder im unteren Rückenbereich. Wählen Sie zwei Stellen aus und legen Sie jeweils eine Hand darauf. Atmen Sie tief ein und aus und spüren Sie die Atembewegungen zwischen Ihren Händen. Verfolgen Sie Ihre Ein- und Ausatmung einige Zyklen lang.

Wortpaare hinzufügen: Lenken Sie Ihren Atem gezielt, indem Sie Worte hinzufügen, die jeden Ein- und Ausatmungszug begleiten. Was möchten Sie mit der Einatmung einladen und mit der Ausatmung loslassen? Ich wähle oft die Wortpaare »Gegenwärtigkeit und Sorgen« oder »Freude und Kummer«, um mich auf das Ein-

und Ausatmen einzustimmen. Welche Wortkombinationen fühlen sich für Sie richtig an? Möchten Sie diese beibehalten oder bei jedem Ein- und Ausatmen durch neue ersetzen?

Bewegungen einladen: Laden Sie eine Bewegung ein, die beim Einatmen entsteht. Danach erkunden Sie eine Bewegung, die Ihre Ausatmung begleitet. Ich öffne zum Beispiel die Arme beim Einatmen und führe sie beim Ausatmen über dem Herzen zusammen. Verbinden Sie die beiden Bewegungen nun mit Ihrem Atemzyklus und spüren Sie, wie sich Körper und Atem im Einklang bewegen.

→ **Denken Sie über Ihre Atemerfahrung nach. Halten Sie schriftlich fest, was Sie im Gedächtnis abspeichern und worauf Sie zurückgreifen möchten.**

....

....

....

....

....

....

....

....

....

....

Drei Geschichten zuhören

Aus der Perspektive des Nervensystems bringen selbst subtile Veränderungen unserer autonomen Zustände neue Geschichten mit sich, die erzählen, wer wir sind und wie wir unser Leben bewältigen. Menschen sind die geborenen Geschichtenerzähler, sinnsuchende Lebewesen, die mithilfe ihres autonomen Nervensystems Narrative entwickeln, sie in ihr Leben integrieren und sich »häuslich« darin einrichten. Die Informationen, die dabei zum Tragen kommen und ihren Ursprung in unserer Biologie haben, werden über autonome Pfade an unser Gehirn weitergeleitet, das sie zu einer Geschichte verknüpft, um dem Geschehen in unserem Körper einen Sinn zu verleihen.

Im Zustand des Kollapses entstehen Geschichten der Hoffnungslosigkeit, die das Gefühl zum Thema haben, nirgendwo dazuzugehören, ausgegrenzt und ganz auf sich selbst gestellt zu sein. Im Kampf-oder-Flucht-Zustand entspringen sie Angst- und Wutgefühlen, blindem Aktionismus und Chaos. Im Zustand der Regulation ranken sie sich um Chancen und das Gefühl von Sicherheit und Verbundenheit, das ausreicht, um sich hinaus in die Welt zu wagen. Jeder Zustand bringt seine eigenen Geschichten mit sich, je nachdem, welcher gerade der aktivste ist.

Wählen Sie eine unspektakuläre, alltägliche Erfahrung aus, die Sie aus der Warte jedes einzelnen Zustands begutachten.

Betrachten Sie Ihre Erfahrung aus der Perspektive des Kollapses und Shutdowns. Was für eine Geschichte bekommen Sie zu hören?

Betrachten Sie Ihre Erfahrung aus der Perspektive des Kampf-oder-Flucht-Zustands. Was für eine Geschichte bekommen Sie zu hören?

Betrachten Sie Ihre Erfahrung aus der Perspektive des Sicherheits- und Regulationszustands. Was für eine Geschichte bekommen Sie zu hören?

Entscheidungen treffen

Einen Beschluss zu fassen, ist eine übliche Methode, um Veränderungen herbeizuführen. Ob es sich nun um eine kleinere Veränderung wie das Vorhaben handelt, jeden Tag einen Spaziergang zu machen, oder um einen tiefgreifenden Wandel wie einen Arbeitsplatzwechsel – wir treffen eine Vereinbarung, die uns veranlasst, ein Vorhaben in die Praxis umzusetzen und das Ziel nicht aus den Augen zu verlieren.

Wenn wir eine Entscheidung treffen, die sich an Informationen des autonomen Nervensystems orientiert, und sie schriftlich festhalten, laden wir die Intelligenz unseres Gehirns und die Weisheit unseres Nervensystems zur Kooperation ein. Falls Gehirn und Nervensystem sich nicht auf der gleichen »Wellenlänge« befinden, können Beschlüsse Gefahrensignale bedeuten und unsere Fähigkeit blockieren, uns aktiv in ein Vorhaben einzubringen. Wir haben vielleicht das Bedürfnis, etwas Neues auszuprobieren, aber unrealistische Erwartungen, was die praktische Umsetzung betrifft.

Ein Beispiel: Ich möchte damit beginnen, regelmäßig zu walken. Mein Gehirn sagt mir, es wäre am besten, jeden Morgen um acht Uhr loszugehen, während mein autonomes Nervensystem darauf hinweist, es sei realistischer, das Training auf einige Male pro Woche zu begrenzen, und zwar zu unterschiedlichen Zeiten. Der Beschluss, den wir nun fassen, sollte das richtige Maß an Herausforderung berücksichtigen – er sollte uns weder unter- noch überfordern. Ein Beschluss, der in Einklang mit unserem Nervensystem steht, unterstützt die Umsetzung, weckt das Interesse und hält es aufrecht.

Welches Vorhaben wollen Sie beschließen? Gibt es eine Veränderung, die Sie anstreben, oder eine Gewohnheit, die Sie gern vertiefen würden? Vielleicht haben Sie sich vorgenommen, weniger Zeit in den sozialen Medien zu verbringen, Ihren Zuckerkonsum drastisch zu reduzieren oder regelmäßig Ihre Achtsamkeitsübungen zu machen.

Halten Sie Ihren Beschluss hier schriftlich fest:

....

....

....

Lesen Sie ihn nun laut vor. Haben Sie das Gefühl, dass er umsetzbar ist?

Bessern Sie Ihre Entscheidung so nach, dass sie die Umsetzung unterstützt – die Vereinbarung sollte dafür sorgen, dass Sie im Erweiterungsbereich (siehe die Abbildung im Abschnitt »Das Erweiterungs-Stress-Kontinuum«) bleiben und nicht in die Stresszone geraten. Halten Sie Ihren revidierten Beschluss nun schriftlich fest.

....

....

....

Wenn Sie einen Entschluss formuliert haben, der Ihrer Einschätzung nach realisierbar ist, müssen Sie entscheiden, wie Sie ihn dokumentieren wollen. Ich halte alle Beschlüsse in einem Notizbuch fest und schaue mir jeden Morgen eines meiner Vorhaben an. Einige Menschen dokumentieren ihre Beschlüsse als Sprachnachricht auf ihrem Smartphone und hören sie jeden Tag ab. Manche schauen sie sich am Morgen, andere lieber am Abend an. Was passt für Sie am besten?

....

....

....

....

....

....

....

....

....

....

....

Wenn Sie mit der Umsetzung Ihres Beschlusses beginnen, sollten Sie sich regelmäßig die Zeit nehmen, darüber nachzudenken, bis zu welchem Grad Sie ihn bereits realisiert haben – und wie Sie die Veränderung in Ihren Alltag integrieren.

Geschichten neu erzählen

Wenn wir unser System einem sanften Prägeprozess unterziehen und dabei die aufbauenden Muster der Verbundenheit vertiefen, treten wir in eine Transformationsphase ein, in der wir autonome Veränderungen wahrzunehmen beginnen, die in neue Narrative eingebettet sind. Um unsere Geschichten anzuhören und auf neue Weise zu erzählen, nutzen wir die Kraft der Vorstellungsbilder und Worte.

Vorstellungsbilder sind eine Möglichkeit, die Aufmerksamkeit auf Veränderungen zu richten und die Botschaften zu erfassen, die mit neuen Mustern einhergehen.

Denken Sie an eine Erfahrung des Schutzes oder der Verbundenheit und suchen Sie nach einem Bild, das sie darstellt. Zeichnen oder schreiben Sie die Geschichte so detailliert wie möglich auf.

Fügen Sie Farben, Geräusche, Gerüche, Beschreibungen von Energie, Lebewesen und alle anderen Elemente ein, die erforderlich sind, um das Bild zu vervollständigen und lebendig zu gestalten. Wenn Sie das Gefühl haben, das Bild sei nun fertig, richten Sie Ihre Aufmerksamkeit auf die Geschichte, die es Ihnen zu erzählen hat. Schreiben Sie die Geschichte auf.

Nun nehmen Sie eine geringfügige Abwandlung Ihres Vorstellungsbildes vor.

Modifizieren Sie ein Detail, das Ihr Gefühl von Sicherheit und Regulation verstärken könnte. Ich beginne oft, indem ich die Farben verändere und ein Objekt aus der Natur hinzufüge. Was möchten Sie ergänzen? Welche neue Geschichte entsteht da?

....

....

....

....

→ **Nehmen Sie nun eine weitere kleine Abwandlung vor. Richten Sie Ihre Aufmerksamkeit auf die Geschichte, die jetzt auftaucht.**

Experimentieren Sie weiter mit der Veränderung geringfügiger Details und hören Sie der neu entstehenden Geschichte zu. Wiederholen Sie den Prozess, bis Sie das Gefühl haben, einen Punkt zu erreichen, an dem Sie die Grenze zwischen Erweiterungs- und Stressbereich überschreiten würden. Denken Sie darüber nach, wie sich Ihre Geschichte verändert hat.

....

....

....

Nun versuchen wir, mit Worten zu arbeiten. Während dieser einfachen Übung, bei der ein bis zwei Begriffe verändert werden, können wir Schritt für Schritt die Entstehung einer neuen Geschichte verfolgen. Die Begriffe leiten sich aus Aussagen her, die den Zustand des Schutzes und den der Verbundenheit repräsentieren.

Halten Sie zuerst eine Aussage schriftlich fest, die einen Schutzzustand beschreibt.

Zum Beispiel: »Beziehungen sind bedrohlich, deshalb ist es immer besser, wenn ich mich auf mich selbst verlasse.«

....

....

....

Nun wandeln Sie die Aussage leicht ab, sodass sich die Bedeutung in Richtung Verbundenheitszustand verlagert.

Zum Beispiel lässt sich der Satz »Beziehungen sind bedrohlich, deshalb ist es immer besser, wenn ich mich auf mich selbst verlasse« folgendermaßen umformulieren: »*Einige* Beziehungen sind bedrohlich, deshalb ist es *manchmal* besser, wenn ich mich auf mich selbst verlasse.« Verwenden Sie Worte, die der Aussage eine andere emotionale Färbung verleihen, wie *einige, manchmal* oder *oft*. Damit beginnen Sie, die Geschichte neu zu gestalten.

....

....

....

Formulieren Sie nun einen Satz, der eine Überzeugung bezüglich des Sicherheitsgefühls im Zustand der Verbundenheit zum Ausdruck bringt.

....

....

....

....

Verändern Sie ein Wort (oder mehrere) und notieren Sie eine neue Aussage, die diese Erfahrung vertieft.

Halten Sie nach Worten Ausschau, die Ihr Gefühl verstärken. Der Satz »Ich bin im Zustand der Sicherheit und Verbundenheit verankert« ließe sich zum Beispiel folgendermaßen umformulieren: »Ich bin *fest* im Zustand der Sicherheit und Verbundenheit verankert.«

....

....

....

....

Mit einigen kleinen Veränderungen der Bilder und dem Hinzufügen weniger Begriffe haben Sie die Macht, eine neue Geschichte zu entwickeln, die Sie auf den Weg der Sicherheit und Verbundenheit führt.

Das Resilienz-Kontinuum

Es kann immer wieder einmal geschehen, dass man »aus dem Tritt kommt«. Niemand ist ständig im Zustand der Sicherheit und Verbundenheit verankert. Der Schlüssel zum Wohlbefinden ist wie gesagt vielmehr die Fähigkeit, nach einigen Momenten der Dysregulation in den Zustand der Regulation zurückzufinden. Diese Flexibilität ist das Hauptmerkmal der Resilienz.

Unser Resilienz-Niveau ist nicht unveränderlich. Es ist wie Ebbe und Flut – abhängig von unserer körperlichen Gesundheit, den Herausforderungen, denen wir gerecht werden müssen, dem Ausmaß unserer sozialen Unterstützung und der Anzahl der sozialen Beziehungen. Es ist daher wichtig, unsere psychische Belastbarkeit immer wieder zu überprüfen. Wie belastbar wir uns gegenwärtig fühlen, hat Einfluss darauf, wie wir auf alltägliche Herausforderungen reagieren, und die Anzahl und Art der täglichen Herausforderungen wirkt sich wiederum auf unsere psychische Belastbarkeit aus. Mithilfe des Resilienz-Kontinuums können wir unser aktuelles Belastungsniveau kenntlich machen und nachverfolgen.

Zeichnen Sie eine Linie in beliebiger Form, die Ihr Resilienz-Kontinuum bildlich darstellt. Beschriften Sie die beiden Enden.

An dem einen Ende ist das Gefühl des Mangels an Resilienz und am anderen Ende das Gefühl der Fülle lokalisiert. Ich kennzeichne meine beiden Punkte zum Beispiel mit »keine Energie und kein Interesse« für den Mangel und mit »widerstandsfähig und gerüstet« für die Fülle.

Legen Sie drei oder vier Punkte zwischen den beiden Enden fest, die Sie benennen und auf Ihrer Linie verorten.

Ich bewege mich von »keine Energie und kein Interesse« zu den Punkten »aufmerksam«, »abwägend« und »neugierig«, bevor ich zu »widerstandsfähig« und »gerüstet« gelange.

Nun bestimmen Sie, an welcher Stelle des Kontinuums Sie sich befinden. Wo würden Sie sich im gegenwärtigen Augenblick verorten?

Wie belastbar fühlen Sie sich? Zu wissen, wo Sie sich aktuell befinden, liefert Ihnen Informationen über Ihre Handlungsmöglichkeiten. Wenn Sie sich auf der resilienten Seite des Kontinuums aufhalten, haben Sie Zugang zu allen Ressourcen eines regulierten Systems. Sie können Ihre Position auf dem Kontinuum ein wenig verschieben oder beibehalten, ganz nach Belieben. Wie auch immer, nehmen Sie sich die Zeit, das Gefühl der Regulation und Resilienz zu genießen.

Wenn Sie feststellen, dass es Ihnen derzeit an Resilienz mangelt, greifen Sie auf eine der Ressourcen zurück, die Sie in den früheren Übungen entwickelt haben. Denken Sie daran, dass Sie jedes Mal, wenn Sie in den Zustand der Regulation zurückkehren, Ihre Resilienz aufbauen.

Der Selbstfürsorge-Kreis

Nehmen Sie sich regelmäßig Zeit für Ihr körperliches und seelisches Wohlbefinden? Oder haben Sie das Gefühl, egoistisch zu sein, wenn Sie sich auf Ihre eigenen Bedürfnisse konzentrieren und sich für Aktivitäten rechtfertigen zu müssen, die Ihnen Freude bereiten? Selbstfürsorge bedeutet, auf die eigenen körperlichen und emotionalen Bedürfnisse zu achten und Maßnahmen zu ergreifen, um ihnen gerecht zu werden.

Die Aktivitäten, die Sie in Betracht ziehen, sind nicht festgelegt. Lassen Sie sich von Ihrem autonomen Nervensystem und Ihrer Neugier leiten. Fragen Sie sich, was Sie tun können, um es zu unterstützen. Die Antwort bildet die Grundlage für einfühlsame, autonomieorientierte Rituale der Selbstfürsorge. Sie kristallisieren sich aus einer Vielzahl von Optionen heraus, die unser Regulationssystem mit Leben füllen. Der Selbstfürsorge-Kreis spiegelt unsere wechselnden Bedürfnisse und Rituale wider.

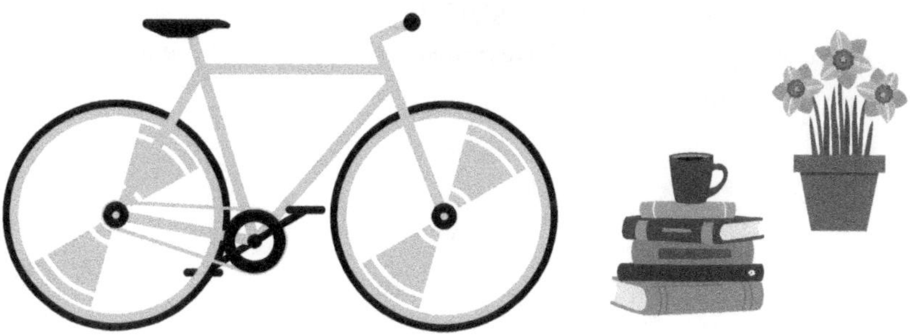

Der Selbstfürsorge-Kreis ist in vier Quadranten unterteilt – »Beziehungsebene«, »Spirituelle Ebene«, »Körperliche Ebene« und »Mentale Ebene«. Notieren Sie Selbstfürsorge-Aktivitäten, die Sie regelmäßig durchführen möchten, *innerhalb* des jeweiligen Quadranten. Selbstfürsorge-Aktivitäten, die Sie ausprobieren wollen, fügen Sie *außerhalb* des jeweiligen Quadranten hinzu.

Notieren Sie Aktivitäten, denen Sie verlässlich nachgehen, weil sie Ihnen das Gefühl der Regulation und Verbundenheit vermitteln, in den entsprechenden Quadranten.

Aktivitäten, die Sie als Pflichtübung betrachten, oder Gewohnheiten, die Ihnen keine Freude bereiten, fügen Sie *nicht* in den Kreis ein.

Erkunden Sie nun das Terrain außerhalb des Selbstfürsorge-Kreises.

Welche Aktivitäten würden Sie gern ausprobieren? Notieren Sie diese außerhalb des Kreises für jeden Quadranten.

Wenn Sie sich den Aktivitäten innerhalb des Kreises widmen und die Aktivitäten außerhalb des Kreises spielerisch erkunden, verändert sich Ihr Selbstfürsorge-Kreis. Bringen Sie ihn daher regelmäßig auf den neuesten Stand. Denken Sie daran: Wenn Sie sich zu einer Aktivität hingezogen fühlen und ihr mit Freude nachgehen, spiegelt der veränderte Selbstfürsorge-Kreis diese aufbauende Erfahrung wider.

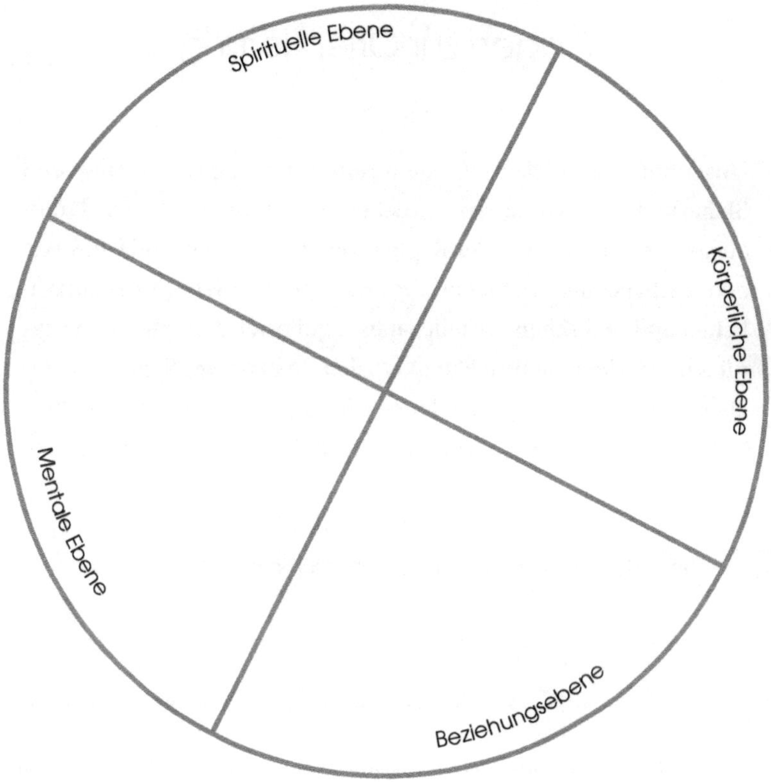
Spirituelle Ebene
Körperliche Ebene
Beziehungsebene
Mentale Ebene

Fragen zur Orientierung

Unser autonomes Nervensystem nimmt ständig eine Risiko- und Sicherheitsbewertung der aktuellen Situation vor. Es ist darauf ausgelegt, den Zustand der Regulation anzustreben, und weiß, wie es dorthin gelangt. In Sicherheit verankert, können wir die körperlichen und seelischen Vorteile eines regulierten Nervensystems genießen. Stärken Sie Ihre Fähigkeit, den Zustand der Regulation gezielt anzusteuern und ihn so lange wie möglich aufrechtzuerhalten.

Entwickeln Sie die Gewohnheit, sich diese einfachen Fragen zu stellen:

In welchem Zustand befinde ich mich aktuell?

....

....

....

....

....

....

....

....

Wenn Sie nicht im Zustand der Regulation sind, fragen Sie sich:

Was ist erforderlich, um den Zustand der Sicherheit und Verbundenheit zu erreichen?

Wenn Sie sich im Zustand der Regulation befinden, fragen Sie sich:

Was trägt dazu bei, diesen Zustand aufrechtzuerhalten?

Leidenschaft und Lebenszweck

Wenn uns das Gefühl von Sicherheit und Verbundenheit vertraut geworden ist und der Zustand der Regulation an den meisten Tagen leicht erreichbar wird, besteht der natürliche nächste Schritt darin, darüber nachzudenken, was uns mit Leidenschaft erfüllt und unserem Leben Sinn gibt.

Herauszufinden, wofür wir »brennen«, wird einfacher, wenn wir im Zustand der Sicherheit und Verbundenheit verankert sind. Im Kampf-oder-Flucht-Modus oder im Shutdown ist ein solcher Versuch zum Scheitern verurteilt – nicht etwa, weil wir keine Lust mehr auf leidenschaftliche Gefühle hätten, sondern weil uns die Biologie einen Strich durch die Rechnung macht. Unsere Energie konzentriert sich jetzt ausschließlich aufs Überleben und Leidenschaft wäre ein Luxus, den wir uns derzeit nicht leisten können.

Im Zustand der Regulation sind wir in der Lage, uns mit den starken, tiefgreifenden Gefühlen zu verbinden, die Leidenschaft mit sich bringt. Sie ist eine positive Kraft, die uns motiviert, Zeit und Energie in Aktivitäten zu investieren, denen wir mit Freude nachgehen – und nicht etwa, weil wir dafür bezahlt würden. Sie weckt Begeisterung, erfüllt uns mit tiefer Befriedigung und fördert das Gefühl, im »Flow« zu sein, ganz in einer Tätigkeit aufzugehen, sodass wir die Welt ringsumher vergessen.

Finden Sie heraus, was Sie mit Leidenschaft erfüllt. Fragen Sie sich:

→ Was macht mir besonders viel Spaß?

....

....

....

....

→ Was weckt Begeisterung in mir?

....

....

....

....

→ Was würde ich gern genauer erkunden?

....

....

....

→ Mit welchen Aktivitäten würde ich meine Zeit am liebsten verbringen?

....

....

....

Leidenschaft ist Balsam für die Seele und bringt persönliches Wohlbefinden, während der Lebenszweck uns darüber hinaus das Gefühl vermittelt, etwas Sinnvolles für andere zu bewirken und damit das Gemeinwohl zu fördern. Er repräsentiert das, wozu wir uns innerlich berufen fühlen. Er kann aus den Herausforderungen hervorgehen, mit denen wir konfrontiert wurden, oder er entwickelt sich im Lauf der Jahre ganz natürlich. Ob Sie Ihren Lebenszweck bereits in den Alltag integriert oder noch nicht herausgefunden haben, worin er besteht: Er zeichnet sich dadurch aus, dass er unser Leben mit Sinn erfüllt. Doch der Zugriff darauf ist im Überlebenszustand nicht möglich, genauso wenig wie leidenschaftliche Gefühle. Nur im Zustand der Regulation, in dem wir uns sicher und verbunden fühlen, sind wir in der Lage, uns auf unseren Lebenszweck zu fokussieren.

Um Ihren Lebenszweck zu erkunden, fragen Sie sich:

→ Wozu fühle ich mich berufen?

....

....

....

....

→ Welche Werte schätze ich am meisten?

....

....

....

....

Was ist mir am wichtigsten?

....

....

....

....

....

Was habe ich der Gemeinschaft zu bieten?

....

....

....

....

....

Welche Kompetenzen und Stärken zeichnen mich aus?

....

....

....

....

....

....

Fazit

WIR MENSCHEN BEFINDEN uns in einem fortlaufenden Entwicklungsprozess. Unser autonomes Nervensystem ist Tag und Nacht aktiv, um Informationen zu sammeln und daraus zu lernen. Sich mit der Weisheit des Nervensystems zu verbinden, ist ein grundlegender Baustein lebenslangen Wohlbefindens, der die Sicht auf unsere Erfahrungen und auf die Welt verändert.

Ich stelle mir die Bewältigung unseres Alltags gern als eine selbst organisierte Reise vor. Manchmal fällt es uns schwer, angesichts der zahlreichen Herausforderungen Ruhe zu bewahren, während sich uns der Weg zu anderen Zeiten problemlos erschließt. Unser autonomes Nervensystem ist eine verkörperte biologische Ressource, die stets verfügbar und bereit ist, als Orientierungshilfe zu dienen. Studien belegen, dass wir mit entsprechender Übung in der Lage sind, den biologisch vorprogrammierten Zustand der Sicherheit leichter zu erreichen und neue Muster der sozialen Verbundenheit zu entwickeln. Wir können lernen, unseren Herausforderungen mit mehr Gelassenheit zu begegnen und innezuhalten, um die Momente zu feiern, in denen wir das Gefühl haben, unser Leben besser steuern zu können. Unser autonomes Nervensystem kennt den Weg, der in den Zustand der Sicherheit und Verbundenheit führt – in unser Zuhause im Zustand der Regulation –, und ist bereit, uns dorthin zu begleiten.

Das Wissen darum, wie das autonome Nervensystem arbeitet, mag das Geheimnis lüften, wie wir unseren Weg durchs Leben bahnen, aber es lädt auch die Magie der menschlichen Erfahrung ein. Wenn wir verstehen, dass unsere Biologie die Plattform für unsere Erfahrungen bereitstellt und der jeweilige autonome Zustand die Landschaft prägt, in der unsere Geschichten verortet sind, können wir die zahlreichen magischen Momente begrüßen, die das Leben zu einer außergewöhnlichen, wundervollen Reise machen.

Am Ende dieses Arbeitsbuchs hoffe ich, dass Sie sich auf dem Weg befinden, den Rhythmus der Regulation aufzugreifen, der in den Zustand der Sicherheit, sozialen Verbundenheit und Daseinsfreude führt. Ich wünsche Ihnen von ganzem Herzen, dass Sie Ihren Alltag auf neue Weise bewältigen und bereit sind, sich autonom auf ein Abenteuer einzulassen ...

Deb Dana

Dank

DAS SCHREIBEN IST für mich ein Zufluchtsort. Es bietet mir die Möglichkeit, den Alltagspflichten für eine Weile zu entfliehen und in die Welt der Worte einzutauchen. Jedes Schreibprojekt hat seinen eigenen Rhythmus und bringt unterschiedliche Freuden und Herausforderungen mit sich. Bei diesem stand ich vielfältigen Herausforderungen gegenüber. Ich habe im letzten Lebensjahr meines Mannes mit der Arbeit daran begonnen und sie nach seinem Tod beendet. An einigen Tagen ging mir das Schreiben leicht von der Hand, während ich an anderen Tagen damit zu kämpfen hatte, auch nur einen einzigen Satz zu formulieren. Manchmal trug die Arbeit dazu bei, den Tag durchzustehen, zu anderen Zeiten konnte ich nicht einmal daran denken. Bob hatte mich dabei stets unterstützt und ich weiß, er hätte sich gefreut, das Buch in seiner endgültigen Form zu sehen. Die Liebe und Fürsorge meiner Familie und Freunde machen mir bewusst, dass das Leben weitergeht. Meine Töchter nehmen einen ganz besonderen Platz in meinem Herzen ein und die Menschen, die mir nahestehen, erinnern mich daran, dass ich nicht allein bin.

Die Zusammenarbeit mit den Angehörigen des Sounds True Teams war fantastisch. Sie teilten meine Vision und begleiteten mich auf jedem Schritt des Weges. Ein Workbook zu schreiben, war eine neue Erfahrung für mich und das Team holte Melissa Valentine ins Boot, eine wunderbare Lektorin, die mir half, meine Stimme bei diesem Projekt zu finden.

Ganz besonderen Dank schulde ich der Arbeit meines Kollegen und Freundes Stephen Porges. Ohne die Polyvagal-Theorie, die er begründete, wäre das Verständnis des autonomen Nervensystems unvollständig und wir verfügten nicht über die Informationen, die richtungsweisend auf unserem Weg zum Wohlbefinden sind. Das Übungsbuch ist ein Gemeinschaftsprojekt. Ich bin allen Beteiligten zutiefst dankbar für ihre Hilfe und Unterstützung.

Mehr Raum für Notizen